# Die Yoga-Bibel für Anfänger

*63 illustrierte Haltungen für Gewichtsverlust,
Stressabbau und inneren Frieden*

**Copyright © 2015 by Tai Morello**

# Inhaltsverzeichnis

# Einleitung

Von außen gesehen, wirkt Yoga manchmal wie ein esoterisches, mystisches Unterfangen, das für tibetische Mönche und spirituell Eingeweihte reserviert ist. Aber nichts entspricht weniger der Wahrheit. Yoga ist für alle zugänglich, es ist - mit der richtigen Einstellung – einfach zu lernen und bereits wenige Minuten reichen aus, um die Vorteile zu genießen.

Tatsächlich konnten mehrere Studien zeigen, dass bereits eine einzige Yoga-Stunde stationären Patienten in einer psychiatrischen Klinik dabei helfen kann, Spannungen, Unruhezustände, Depressionen, Wut, Feindseligkeit und Erschöpfung deutlich zu reduzieren.

Dieses Buch wird dir zeigen, warum viele hoch erfolgreiche Menschen wie Robert Downey Jr., Jennifer Aniston und Russell Brand Zeit in ihrem vollen Terminplan freihalten, um Yoga zu üben – eine Praxis, die das Leben verändern kann.

Dieses Buch wird dir zeigen, wie du einfache Yoga-Techniken in deinen Alltag integrieren kannst und so zu einem gesünderen, glücklicheren und erfolgreicheren Leben findest.

Du bist dabei, dich auf eine Reise zu begeben, die dich in den Zustand des Friedens, der Freude und des Glücks zurückbringen wird, der dir von Geburt an zugedacht war.

# Was ist Yoga?

Bevor wir uns mit praktischen Anleitungen für verschiedene Yoga-Haltungen befassen, sollten wir uns darüber klarwerden, worüber wir eigentlich sprechen und wozu es gut ist. In Indien wird Yoga seit Tausenden von Jahren praktiziert. Das Wort *Yoga* ist Sanskrit und ist mit dem deutschen Wort *Joch* verwandt. So wie ein Joch einen Ochsen mit einem Wagen oder mit dem Pflug verbindet, so verbindet Yoga Geist und Körper zu einer stimmigen Einheit. Auf einer spirituellen Ebene vereinigt Yoga die persönliche Erfahrung des Individuums mit einer Erfahrung der absoluten Realität.

*Yoga* bezeichnet eine große Vielfalt alter indischer spiritueller Praktiken. Diese Praktiken wurden geschaffen, um das Individuum aus seiner gewöhnlichen, begrenzten, unfreien Erfahrung des Selbsts und der Welt zu lösen und zu einem umfassenden, grenzenlosen Zustand der völligen Freiheit zu führen.

Wir können uns also direkt von der Vorstellung verabschieden, dass man sich irgendeiner religiösen Gruppe anschließen muss, seine eigenen Glaubensvorstellungen aufgeben muss und sich neue Lehren und seltsame Verhaltensweisen zu eigen machen muss, um Yoga zu üben. Wenn du kein Interesse an den metaphysischen Ideen hast, die hinter Yoga als Methode der spirituellen Transformation stehen, dann ist das kein Problem. Yoga ist in erster Linie ein persönlicher, praktischer und auf Erfahrung beruhender Weg. Der Nutzen, den du aus Yoga ziehst, hängt davon ab was du einbringst. Deine Ziele und deine Absichten bestimmen, was für eine Art von positiver Auswirkung Yoga auf dein Leben hat.

In der allgemeinen Wahrnehmung ist Yoga ein System von Bewegungen und Stellungen, für die man sich verbiegen und verrenken muss. Manche denken vielleicht sogar, dass es sich bei Yoga einfach nur um verherrlichtes Stretching handelt. Dabei geht es darum, eine Balance zwischen Körper und Geist zu finden, die beiden zu vereinen und in engen Dialog zu bringen.

Aktuelle wissenschaftliche Studien über die Auswirkungen von Yoga auf den Körper und den Geist zeigen, dass diese körperlichen Übungen einen sehr großen Nutzen für die physische und psychische Gesundheit haben. Sie können beim Abnehmen helfen, die Muskeln definieren, eine Reihe von medizinischen Problemen behandeln, die Beweglichkeit und Haltung verbessern, die Muskulatur entspannen und biegsam machen und den Appetit regulieren. Auch häufige psychische Leiden wie Stress, Unruhe und Depressionen werden reduziert. Die Haltungen fördern die Konzentration und die Achtsamkeit, heben die Stimmung und verbessern insgesamt die geistige Leistung.

Yoga erzeugt tiefgehendes physisches und psychisches Wohlempfinden. Durch die Yoga-Praxis werden dein Körper und Geist immer besser miteinander integriert. Das ist eine der zentralen Lehren des Yoga: Indem wir eine starke Verbindung mit unserem Körper herstellen, vertiefen wir das Erlebnis, körperliche Wesen in der Welt zu sein. Das wiederum bereichert unser Leben, da wir die Achtsamkeit des Yoga in unseren Alltag mitnehmen.

Zuletzt noch ein paar warnende Worte zu den folgenden Übungen: Manche Yoga-Haltungen können gefährlich sein, wenn du nicht vorsichtig bist. Du kannst dich beim Versuch, in manche Stellungen zu kommen, verletzen. Gehe daher behutsam vor. Achte immer genau auf die Signale deines Körpers und mache nichts, was sich unangenehm oder schmerzhaft anfühlt. Manchmal wird dir dein Körper zuflüstern, „ähm, vielleicht nicht." Manchmal wird er schreien, „NEIN, HÖR AUF!" Höre und achte auf diese Botschaften.

Dieses Buch soll dir eine Einführung in körperliche Yoga-Haltungen und die meditative Seite des Yoga geben. Es ist jedoch empfehlenswert, Yoga unter der Anleitung einer qualifizierten Yogalehrerin zu lernen. Ein guter Yogalehrer kann dir dabei helfen, Fehler und Verletzungen zu vermeiden, deine Haltung verbessern und dich zu fortgeschrittenen Übungen führen, wenn du deine Yoga-Praxis vertiefst.

# Yoga Haltungen für optimale Gesundheit

Dieses Kapitel ist in mehrere Abschnitte unterteilt. Der erste Abschnitt befasst sich mit der *Surya Namaskara*-Sequenz von Haltungen, eine der berühmtesten und wichtigsten Übungen des Yoga. Die Haltungen des *Surya Namaskara* haben viele Vorteile für den Köper und den Geist, sie reduzieren Stress, heben die Stimmung, fördern Gewichtsverlust, verbessern die Muskeldefinition und lindern viele häufige Krankheiten und Beschwerden. Da *Surya Namaskara* so eine wirksame Methode ist, um die Gesundheit zu fördern, erhält sie einen eigenen Abschnitt.

Die anderen Abschnitte teilen die Haltungen abhängig vom Ziel der Übungen in verschiedene Gruppen ein. Es gibt einen Abschnitt über Gewichtsverlust und Muskeldefinition, einen Abschnitt über verschiedene therapeutische Anwendungen, angefangen beim Lindern von Rückenschmerzen bis hin zum Abbau von Unruhe und Depressionen. Viele Haltungen wirken in mehreren Bereichen positiv, aber hier werden sie nach ihrem wichtigsten Nutzen eingeteilt.

## *Surya Namaskara / Sonnengruß*

Die Asanas dieser Gruppe bilden eine der beliebtesten und grundlegendsten Übungen des Yoga. Der Name setzt sich zusammen aus *Surya*, der Sonne, und aus *Namaskara*, einem Ausdruck der Ehrerbietung oder des Grußes. Die Asanas dieser Gruppe haben viele körperliche Nutzen und sind gleichzeitig ein Weg, um das positive, lebensschenkende Licht der Sonne zu ehren. Durch *Surya Namaskara* verinnerlicht die oder der Praktizierende die vitalisierende Energie der Sonne und belebt Körper, Geist und Seele.

Wissenschaftliche Studien bestätigen das traditionelle Wissen über die positiven Wirkungen von *Surya Namaskara*. Wenn du den Sonnengruß jeden Tag für zehn bis zwanzig Minuten übst, kannst du Stress abbauen und deine physische Gesundheit verbessern, selbst du keine anderen Übungen machst. Forscher haben festgestellt, dass es einen Unterschied macht, ob man diese Sequenz schnell oder langsam durchführt. Wenn die Haltungen mehrere Male schnell durchgeführt werden, entspricht das einem aeroben Training. Dadurch wird die Gesundheit des Herz-Kreislaufsystems und der Atemwege verbessert. Der Gesamtnutzen ist riesig, Gewichtsverlust wird gefördert, die Verdauung wird verbessert, die Bauchmuskulatur wird gestärkt, Stress und Unruhezustände werden abgebaut, die Beweglichkeit wird erhöht, die Arm- und Beinmuskulatur wird definiert, der Rücken wird gestärkt, du wirst jünger aussehen und bei Frauen wird ein regelmäßiger Menstruationszyklus gefördert.

Der Sonnengruß setzt sich aus der Durchführung von zwölf Haltungen, die eine Sequenz bilden, zusammen - sieben Anfangsposen, die dann in umgekehrter Reihenfolge wiederholt werden, bis man zur Anfangsposition zurückkehrt. Du wirst sehen, was damit gemeint ist, wenn wir die einzelnen Posen besprechen und du lernst, wie sie ineinander übergehen.

# 1. Pranamasana / Gebetshaltung

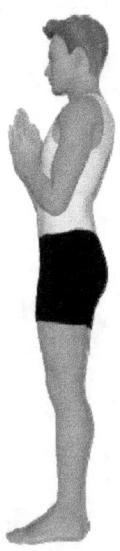

Stell dich mit geschlossenen Füßen aufrecht hin. Der Rücken, Hals und Kopf sollten gerade sein, damit dein gesamter Körper eine Linie bildet. Lege deine Handflächen auf der Höhe deines Herzens in einer Geste des Respekts aufeinander. Atme normal und entspannt. Lass zu, dass sich die Spannungen in deinem Körper lösen und fühle das Gewicht deines Körpers an den Stellen, an denen deine Füße den Boden berühren. Folge sanft deinem Atem, dem ein und aus, und richte deine Aufmerksamkeit auf die Bewegungen des Atems. Du kannst deine Augen schließen oder sie geöffnet lassen und deinen Blick sanft nach vorne richten.

*Pranamasana* etabliert eine ruhige, meditative Haltung zu Beginn deiner Yoga-Einheit. Die Haltung wirkt entspannend und lenkt deine Konzentration nach innen, du fühlst dich ruhig und zentriert.

**Nutzen**: *Pranamasana* entspannt den Verstand, verbessert die Konzentration und vermittelt ein Gefühl von Balance zwischen Körper und Geist.

## 2. Hasta Uttanasana / Gestreckte Berghaltung

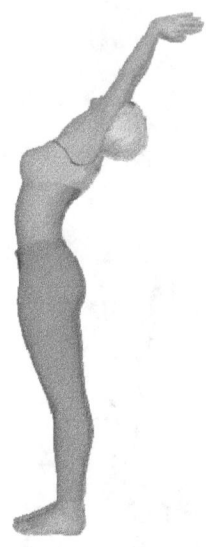

Von der stehenden Position der Gebetshaltung ausgehend, hebe deine beiden Armen während des Einatmens hoch über den Kopf. Die Arme sollten schulterbreit voneinander entfernt sein. Beuge deine Arme, deinen Kopf und deinen Torso in einer sanften Biegung nach hinten, so dass du fühlst, wie deine Bauchmuskulatur gedehnt wird.

**Vorteile**: Diese Haltung dehnt und definiert die Bauchmuskulatur. Die Muskeln der Arme, der Schultern und des Rückens werden aktiviert und gestärkt. Insbesondere werden Probleme mit der Wirbelsäule, Steifigkeit und Spannungen in den Schultern und dem Rücken verbessert. *Hasta Uttanasana* erhöht die Lungenkapazität, indem der Brustkorb erweitert und die Brust geöffnet wird. Durch die Dehnung abdominalen Organe wird auch die Verdauung verbessert.

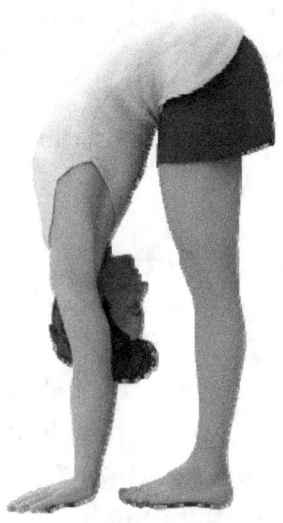

Beuge dich während des Ausatmens nach vorne und berühre den Boden zu beiden Seiten deiner Füße mit den Fingern oder mit den Handflächen. Beuge deine Knie nicht, sondern halte deine Beine gerade. Wenn möglich, berühre deine Knie mit dem Kopf. Das Ausführen dieser Bewegung wird anfangs jedoch eine Herausforderung sein und vielleicht hast du auch Schwierigkeiten dabei, mit deinen Händen den Boden zu erreichen.

Denk bei dieser und allen anderen Yoga-Haltungen daran, dass es wichtig ist, deinen Körper nicht in Stellungen zu zwingen, die er nicht halten kann. Beim Yoga geht es nicht um die mechanische Wiederholung von Stellungen. Es geht darum, Geist und Körper in Einklang miteinander zu bringen. Während dein Verstand immer besser auf deinen Körper eingestimmt wird, werden dir die Botschaften, die dir Körper sendet, bewusst. Wenn du beim Versuch, eine Haltung einzunehmen Schmerzen spürst oder das Gefühl hast, dich zu verrenken, dann schickt dir dein Körper ein eindeutiges Signal: *Erzwinge nichts, lass etwas locker.* Höre auf diese Botschaften und zwinge dich nicht Bewegungen auszuführen, die unangenehm sind. Wenn du die Bewegung nicht vollständig ausführen kannst, beuge dich einfach so weit wie möglich und nicht weiter. Im Lauf der Zeit wird sich deine Beweglichkeit verbessern.

**Nutzen**: *Padahastasana* dehnt und verlängert die Muskeln deines Rückens und deiner Beinen, vor allem deine rückseitigen Oberschenkelmuskeln. Sie entspannt deine Schultern und deinen Nacken. Die Haltung hat auch eine positive Wirkung auf die Handgelenke und kann die Symptome des Karpaltunnelsyndroms lindern. Es verbessert die Verdauung, indem abdominale Probleme angegangen werden und kann Verstopfung lindern. Darüber hinaus verbessert es die Durchblutung.

## 4. Ashva Sanchalanasana / Tiefer Ausfallschritt

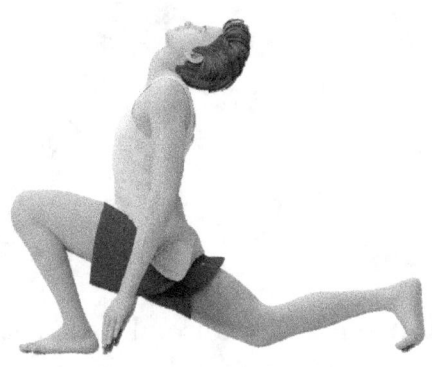

Von der stehenden Vorwärtsbeuge ausgehend, strecke dein rechtes Bein während des Einatmens so weit wie möglich nach hinten. Beuge gleichzeitig dein linkes Knie, ohne die Position deines linken Fußes zu verändern. Biege deinen Rücken und deinen Nacken, so dass dein Kopf nach hinten geneigt ist und dein Blick direkt nach oben gerichtet ist. Wenn du die endgültige Position erreichst, sollten deine Fingerspitzen immer noch den Boden berühren, in schulterbreiter Entfernung auf beiden Seiten deines linken Fußes.

**Nutzen**: Diese Haltung dehnt, stärkt und verbessert die Flexibilität der Beinmuskulatur. Die abdominalen Organe werden gedehnt und ihre Funktion angeregt.

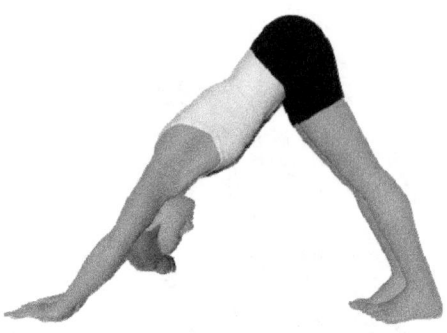

Bewege deinen linken Fuß während des Ausatmens aus dem tiefen Ausfallschritt nach hinten und setze ihn neben deinem rechten Fuß auf. Strecke gleichzeitig deine Arme und deine Beine und schiebe deinen Po nach oben, in Richtung Decke. Senke deinen Kopf zwischen deine Arme, so dass sich deine Ohren auf einer Linie mit deinen Innenarmen befinden. Drücke deine Fersen zum Boden. Nimm dir etwas Zeit, um tief zu atmen und fühle die Dehnung in deinen Waden, Hüften, Schultern und Armen.

Noch einmal, es ist wichtig, dass du dich nicht in diese Haltung zwingst, um Verletzungen zu vermeiden. Bringe deinen Körper nur so weit in den herabschauenden Hund, wie es angenehm ist, und nicht weiter.

**Nutzen**: Der herabschauende Hund dehnt die Beine, Arme, Schultern und Wirbelsäule und stärkt deren Muskulatur. Indem die Fersen zum Boden gedrückt werden, wird die Wadenmuskulatur gedehnt. Das hat positive Auswirkungen auf Beschwerden wie Tendinitis (Sehnenentzündung) des Fußes. Diese Haltung verbessert die Verdauung, die Funktion des Immunsystems und fördert die Durchblutung. Da der Kopf nach unten gerichtet ist, erhöht sich die Durchblutung der Nebenhöhlen. Körper und Geist wird Energie verliehen und Stress wird abgebaut.

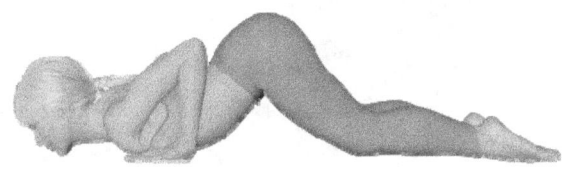

Diese Haltung heißt so, weil acht Teile des Körpers den Boden berühren und der Körper so positioniert wird, als ob man auf die Knie fällt. Ausgehend vom herabschauenden Hund, senke deinen Körper zum Boden, so dass deine Knie, deine Brust, deine Hände und dein Kinn den Boden berühren. Die Zehen sind gekrümmt und liegen auf dem Boden auf. Dein Po und dein Bauch sollten angehoben sein und deine Schultern berühren die Oberseite deiner Hände. Deine Augen sind nach vorne gerichtet.

Während du dich in die *Ashtanga Namaskara*-Haltung bewegst, atmest du weder ein noch aus. Halte anstatt dessen deinen Atem für ein paar Sekunden an und versuche die Position zu halten – das heißt, bewege dich *nach* dem Ausatmen vom herabschauenden Hund in die Acht-Punkte-Stellung.

**Nutzen**: Die Acht-Punkte-Haltung stärkt die Muskulatur der Arme, der Beine und der Brust und hilft dabei, den oberen Teil der Wirbelsäule zu lockern und den Nacken und den Bereich zwischen den Schulterblättern anzuspannen.

## 7. Bhujangasana / Kobra

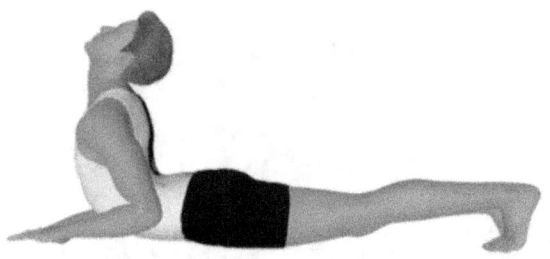

Senke deine Hüften zum Boden. Richte deine Arme während des Einatmens etwas auf, aber lass sie leicht gebeugt. Wölbe deinen Rücken nach hinten und hebe deinen Brustkorb vom Boden. Biege deinen Kopf nach hinten und richte deinen Blick nach oben. Hebe deine Brust und wölbe deinen Rücken nur soweit, wie es möglich ist, ohne dass sich deine Hüften und dein Becken vom Boden heben. Wenn deine Wirbelsäule nicht sehr beweglich ist, bleiben deine Ellbogen wahrscheinlich etwas gebeugt. Deine Füße können entweder flach auf dem Boden aufliegen oder du balancierst auf deinen Zehenspitzen. Spanne deinen Po an, um den Druck auf den unteren Rücken zu verringern.

**Nutzen**: Die Kobra-Stellung erhöht die Beweglichkeit der Wirbelsäule und bessert vor allem Steifheit im unteren Rücken. Deine Brust- und Bauchmuskulatur wird gedehnt. Die abdominalen Organe werden stimuliert, insbesondere wird die Verdauung angeregt und Verstopfung gelindert. Sie hebt deine Stimmung und baut Stress ab. Bei Frauen fördert diese Haltung einen regelmäßigen Zyklus.

**Gegenanzeigen**: Wenn du Probleme mit der Wirbelsäule oder Rückenschmerzen hast, ist diese Haltung wahrscheinlich etwas unangenehm oder schmerzhaft. Zwinge dich daher nicht in diese Stellung. Schone deine Wirbelsäule, lass deine Ellbogen gebeugt und wölbe deine Rücken nur soweit, wie es angenehm ist.

## 8. Adho Mukha Svanasana / Herabschauender Hund

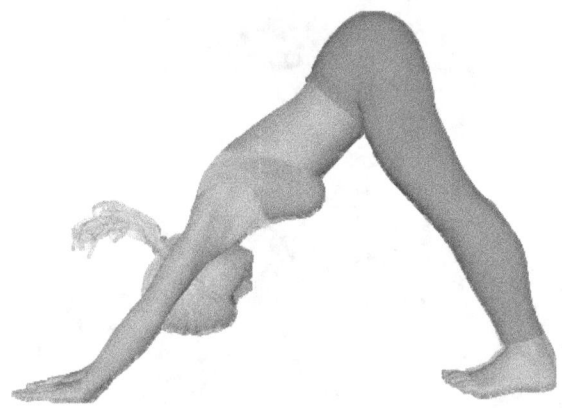

Bewege dich, während du ausatmest, wieder in den herabschauenden Hund. Hebe deinen Po wie zuvor zur Decke, drücke deine Fersen zum Boden und senke deinen Kopf zwischen deine Arme. Beginnend bei Schritt 8 wird die gleiche Sequenz *in umgekehrter Reihenfolge* wiederholt. Die Haltungen sind daher mit den oben beschriebenen Haltungen identisch.

## 9. Ashva Sanchalanasana / tiefer Ausfallschritt

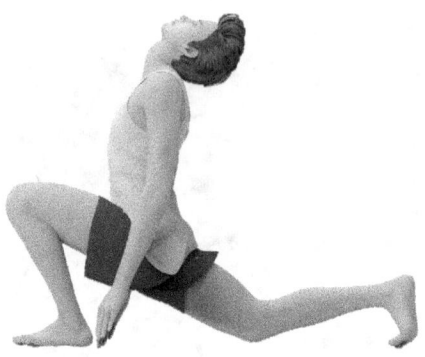

Vom herabschauenden Hund ausgehend, beuge dein linkes Bein, bewege es nach vorne und setze es zwischen deinen Händen ab. Begib dich wie zuvor in den tiefen Ausfallschritt, das linke Bein ist vorne und das rechte Bein ist nach hinten gestreckt. (Wenn du die gesamte, aus zwölf Haltungen bestehende Sequenz wiederholst, änderst du die Haltungen (4) und (9), indem du das rechte Bein nach vorne setzt und das linke Bein nach hinten streckst.)

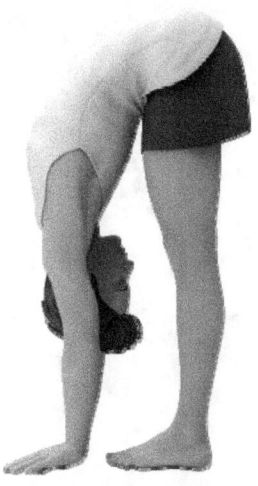

Beuge dein rechtes Bein, bringe es nach vorne und setze es neben deinem linken Bein ab. Strecke deine Knie und lass deine Hände neben deinen Beinen auf dem Boden. Du nimmst wieder, wie zuvor, *Padahastasana* ein.

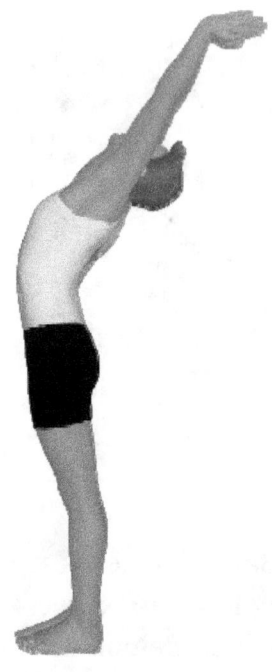

Begib dich, wie zuvor, während des Einatmens in *Hasta Uttanasana*. Strecke deinen Körper und hebe deine Arme hoch über den Kopf. Wölbe deinen Rücken und deinen Nacken nach hinten.

## 12. *Pranamasana / Gebetshaltung*

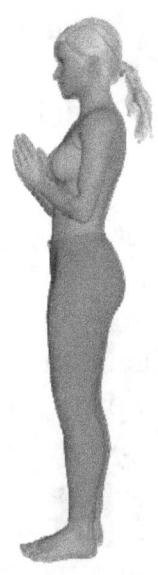

Bringe deinen Rücken beim Ausatmen wieder in eine aufrechte Position und senke deine Arme mit gefalteten Händen, als Zeichen des Respekts.

Damit ist die erste Hälfte der *Surya Namaskara*-Sequenz vollständig. Von der Gebetshaltung ausgehend, lass deine Arme seitlich hängen und entspanne im Stehen deine Muskeln. Atme tief und konzentriere dich auf den beruhigenden Rhythmus des Atems. Nimm dann wieder die Gebetshaltung ein und führe die 12 Haltungen ein zweites Mal durch. Dieses Mal setzt du beim tiefen Ausfallschritt (Schritte 4 und 9) den rechten Fuß nach vorne.

Du kannst alle 24 Schritte des Surya Namaskara einmal oder mehrere Male durchführen, abhängig davon, wieviel Zeit du hast und wie groß der Nutzen sein soll, den du aus der Übung ziehen willst. Anfangs solltest du dich am besten auf ein bis drei Wiederholungen beschränken, bis sich dein Körper an den Sonnengruß gewöhnt hat. Wenn du mit dem Üben fertig bist, kannst du dich in der Totenstellung oder *Shavasana* erholen, damit sich deine Atmung und dein Puls wieder verlangsamen und dein Verstand zur Ruhe kommen kann. Die Totenstellung wird im Kapitel über entspannende Haltungen beschrieben.

*Surya Namaskara* kann schnell oder langsam geübt werden, abhängig davon, welches Ziel du verfolgst. Wenn du die Sequenz langsam durchführst, solltest du jede Position für 15-30 Atemzyklen halten, damit sich deine Muskeln und dein Verstand völlig entspannen können. Die langsame Durchführung von *Surya Namaskara* löst eine tiefgehende Entspannung von Körper und Geist aus, induziert einen tiefen meditativen Zustand und erhöht das Körperbewusstsein. Neben der Entwicklung eines meditativen Bewusstseins und der Integration von Körper und Geist, ist der langsame Sonnengruß auch sehr gut dazu geeignet, um Stress und Unruhe abzubauen, Depressionen zu lindern und die Stimmung zu regulieren. Das hilft dir dabei, dich den ganzen Tag über ruhig und glücklich zu fühlen.

Wenn *Surya Namaskara* schnell durchgeführt wird, handelt es sich um ein effektives kardiovaskuläres Training. Zusätzlich zum spezifischen Nutzen der einzelnen Haltungen wird die Muskulatur des gesamten Körpers, die Atmung und der Kreislauf gestärkt und Gewichtsverlust gefördert. Es muss wohl nicht dazu gesagt werden, dass Training – in einem gesunden Umfang – die Stimmung deutlich heben kann und dabei hilft, Stress abzubauen. Allgemein kann man sagen, dass langsames Üben positive mentale und meditative Wirkungen hat, während schnelles Üben dem Körper nutzt.

## Chandra Namaskara / Mondgruß

Es könnte sehr nützlich für dich sein, wenn du zusätzlich zu den Haltungen des *Surya Namaskara* auch den *Chandra Namaskara*, den Mondgruß praktizierst. Der Sonnengruß entwickelt die warme, aktive, solare Energie des Körpers und des Geists weiter, während das Üben des Mondgrußes den femininen, lunaren Aspekt, der kühl und sanft ist, kultiviert. Sonnengrüße stehen in Beziehung zum rechten bzw. zum *Pingala* Kanal des subtilen Energie-Netzwerks des Körpers, während Mondgrüße eher mit der Energie des *Ida*-Kanals auf der linken Seite des Körpers arbeiten. In meinen Büchern über die Chakren und Kundalini gehe ich genauer auf dieses Thema ein.

Wenn du *Chandra Namaskara* zum Bestandteil deiner Yoga-Praxis machst, wird sie ausgewogener. Wenn du nur Sonnengrüße praktizierst, ohne mit Mondgrüßen einen Ausgleich zu schaffen, dann könnte es sein, dass deine Praxis nicht ganz stimmig oder etwas einseitig ist.

Die Sequenz des *Chandra Namaskara* ist fast identisch mit der Sequenz des Sonnengrußes. Der Unterschiede besteht darin, dass nach dem tiefen Ausfallschritt (Schritte 4 und 9) jeweils eine zusätzliche Haltung eingefügt wird. Er besteht also insgesamt aus 14 Haltungen, die mit den Mondphasen, den 14 Tagen des zunehmenden und abnehmenden Mondes, verbunden sind. Die zusätzliche Haltung in *Chandra Namaskara* ist *Ardha Chandrasana*, die Halbmondpose.

## 4b, 9b. Ardha Chandrasana / Halbmond

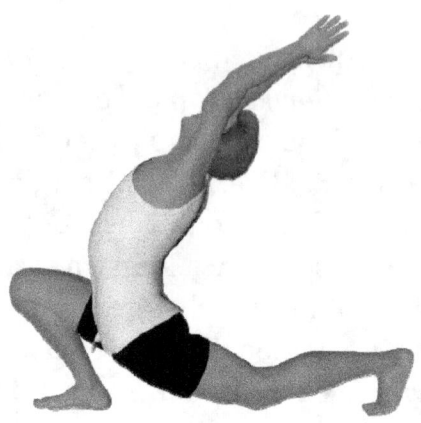

Beim tiefen Ausfallschritt ist steht ein Bein gebeugt vorne, während das andere nach hinten gestreckt wird. Deine Finger berühren den Boden und dein Rücken und dein Nacken sind nach oben gewölbt.

Die Haltung des Körpers ist bei dieser Stellung fast gleich. Vom tiefen Ausfallschritt ausgehend, hebe deine Hände vom Boden und bringe deine Handflächen vor deiner Brust zusammen. Strecke dann die Arme hoch über deinen Kopf und biege dich nach hinten. Halte diese Position kurz und nimm dann wieder den tiefen Ausfallschritt ein, indem du deine Finger zum Boden bringst. Dann gehst du zur nächsten Haltung der Sequenz über.

Genau wie die Sonnengrüße, solltest du die Mondgrüße zu Beginn deiner Yoga-Einheit üben. Die ideale Zeit um Sonnengrüße zu üben ist am Morgen, während des Sonnenaufgangs oder während die Sonne niedrig am Himmel stellt. Die beste Zeit, um Mondgrüße zu üben, ist abends im Mondlicht. Der ideale Zeitpunkt für Mondgrüße ist während des Vollmonds.

# Yoga-Haltungen zum Lockern der Gelenke

Wenn du ein Yoga-Neuling bist, können manche der Streck- und Beugehaltungen einschüchternd sein. Lass dich von diesen herausfordernden Haltungen nicht abschrecken, sondern lass es sanft angehen, indem du mit Haltungen zum Lockern der Gelenke beginnst. Diese Stellungen bearbeiten Bereiche, die besonders häufig steif sind und machen Sie für den Rest deiner Yoga-Einheit biegsamer.

Du kannst damit anfangen, nur die gelenklockernden Haltungen zu üben. Wenn du dich bereit fühlst, loszulegen, aber dich vorher ein bisschen auflockern willst, kannst du diese Haltungen an den Beginn deiner Yoga-Einheit, vor *Surya Namaskara*, setzen.

## Griva Sanchalana / Nackenkreisen

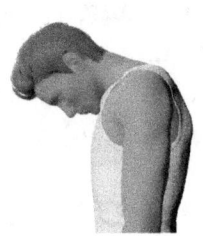 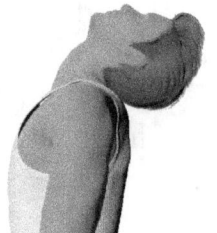 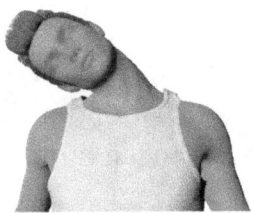

Setze dich auf den Boden. Du kannst mit nach vorne ausgestreckten Beinen oder im Schneidersitz sitzen. Bei dieser Haltung, spielt das keine große Rolle.

Lasse deinen Kopf soweit wie möglich nach vorne hängen, halte dabei aber deinen Rücken gerade. Entspanne einfach nur deine Nackenmuskulatur und lasse dein Kinn soweit wie möglich nach unten fallen.

Kreise deinen Kopf langsam in Uhrzeigerrichtung. Wenn du das Gefühl hast, dass dein Nacken steif ist, bewege dich noch langsamer und versuche deine Nackenmuskulatur so gut wie möglich zu entspannen. Du bringst deinen Kopf von der nach vorne geneigten Haltung zu einer Haltung, in der er nach hinten geneigt ist und dann wieder nach vorne.

Atme ein, während du deinen Kopf von vorne nach hinten bewegst. Atme aus, während du deinen Kopf von hinten wieder in die Ausgangsposition bringst. Wiederhole diese kreisende Bewegung sieben Mal und höre auf, wenn dein Kopf nach vorne geneigt ist.

Wiederhole diese Übung und kreise diesmal den Kopf gegen den Uhrzeigersinn. Behalte das gleiche Atemmuster bei. Wiederhole die Bewegung erneut sieben Mal.

**Nutzen**: Ein steifer Nacken ist ein sehr häufiges Problem, das durch das lange Sitzen bei der Arbeit oder durch die Schlafposition verursacht wird. Durch diese Haltung wird der Nacken gelockert und Steifheit und Spannungen gelindert. Diese Haltung macht es auch möglich, fortgeschrittene Yoga-Bewegungen durchzuführen.

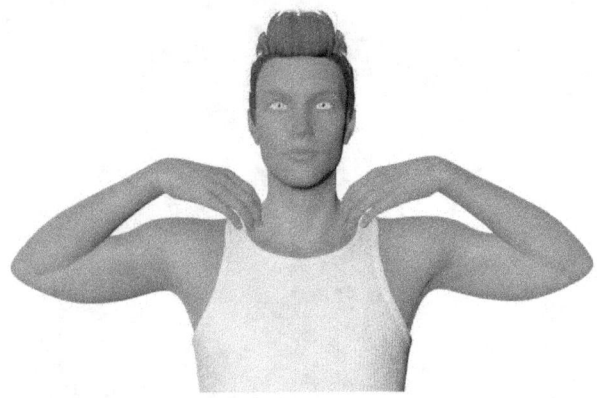

Der nächste Bereich, mit dem wir uns befassen, sind die Schultern – ein weiterer Bereich, in dem häufig Probleme auftreten, aufgrund von Stress, schlechter Haltung bei einem Schreibtisch-Job und so weiter. Setz dich wie beim Nackenkreisen hin.

Halte deinen Rücken bei dieser Übung gerade. Berühre deine Schultern mit deinen Fingern und kreise dann beide Arme nach hinten. Bewege deine Ellenbogen in einem großen Kreis. Versuche, ob es dir gelingt, dass sich deine Ellenbogen bei der Aufwärtsbewegung berühren. Lass es zu, dass deine Handoberseiten bei der Abwärtsbewegung deine Ohren streifen. Atme bei der Aufwärtsbewegung ein und bei der Abwärtsbewegung aus.

Wiederhole diese Bewegung sieben Mal, wechsele dann die Richtung und wiederhole diese Bewegung erneut sieben Mal.

**Nutzen**: Diese Übung löst nicht nur die sehr häufig auftretenden Schulterspannungen, sondern öffnet auch die Schultern und richtet sie auf. Auf diese Weise werden weit verbreitete Haltungsfehler, wie eine zusammengesackte, runde oder krumme Haltung, korrigiert.

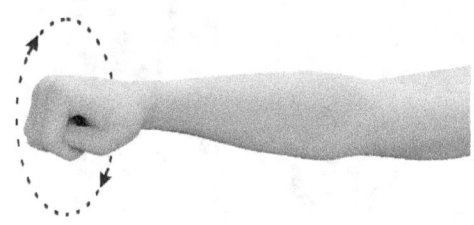

Setze dich wie bei den zwei vorigen Haltungen hin. Strecke beide Arme parallel zum Boden vor dir aus und mache zwei Fäuste. Bewege dann deine Handgelenke in einer Kreisbewegung. Achte darauf, dass du deine Arme gerade hältst und deine Ellenbogen nicht bewegst. Versuche deine Handgelenke in diesem begrenzten Bewegungsradius so weit wie möglich zu bewegen.

Mache sieben Kreisbewegungen, wechsle dann die Richtung und wiederhole die Bewegung.

**Nutzen**: Diese Bewegung lockert nicht nur deine Handgelenke für fortgeschrittene Haltungen, sondern wirkt auch schmerzlindernd und unterstützt die Heilung von Verletzungen durch wiederholte Belastung, wie zum Beispiel das Karpaltunnelsyndrom.

## *Janu Naman / Knie beugen*

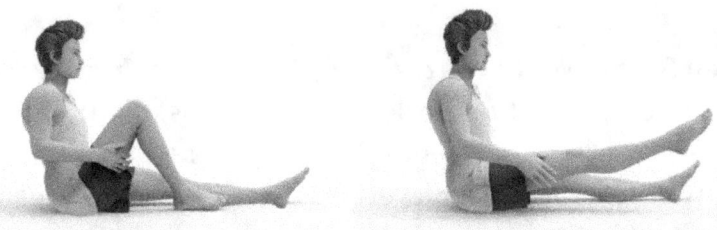

Setz dich mit nach vorne ausgestreckten Beinen flach auf den Boden und halte deinen Rücken gerade. Ziehe dein linkes Knie zu dir und halte dabei die Unterseite deines Oberschenkels unterhalb des Knies mit beiden Händen. Lass deinen Fuß über dem Boden schweben, ohne ihn zu berühren. Strecke dein Bein dann wieder aus.

Wiederhole die Übung sieben Mal mit deinem linken Bein und führe sie dann mit dem rechten Bein durch.

**Nutzen**: Knieschmerzen und Knieverletzungen sind sehr häufig. Zweck dieser Übung ist es daher, die Knie zu trainieren, sie geschmeidiger zu machen, Steifheit zu lindern und die Beweglichkeit und den Bewegungsradius zu erhöhen.

# Yoga-Haltungen zur Gewichtsreduktion und für definierte Muskeln

Neben *Surya Namaskara* gibt es viele weitere Yoga-Posen, die die Gewichtsreduktion fördern und die Muskulatur definieren. Es ist schwierig, einzelne Haltungen für diese Kategorie auszuwählen, da Gewichtsverlust einer der vielen allgemeinen Vorteile von Yoga ist. Aber ich habe ein paar Stellungen zusammengestellt, die sich besonders gut dafür eignen, um ein paar Kilo abzunehmen. Wenn du diese Haltungen mit dem schnellen Üben des Sonnengrußes kombinierst, bist du auf dem besten Weg, Gewicht zu verlieren, fit auszusehen und mentales und körperliches Wohlbefinden zu erlangen.

## Tadasana / Palme

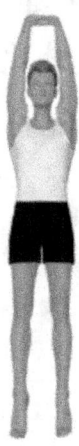

Stell dich mit geschlossenen oder leicht geöffneten Füßen aufrecht hin und finde dein Gleichgewicht. Deine Arme hängen locker seitlich nach unten. Hebe deine Arme über den Kopf, verschränke deine Finger ineinander und drehe deine Handflächen nach oben zur Decke. Senke dann deine Hände, bis deine Knöchel oben auf deinem Kopf aufliegen.

Schaue auf einen fixen Punkt vor dir und bewege deinen Blick nicht von dieser Stelle. Hebe deine Arme beim Einatmen nach oben und ziehen deine Schulter und deinen Brustkorb dabei mit nach oben. Stell dich auf deine Zehenspitzen und strecke deinen gesamten Körper in dieser Position. Halte die Stabilität und das Gleichgewicht, während du deinen Atem für ein paar Sekunden anhältst.

Senke dann deine Fersen und bringe deine Hände zurück zu ihrer Ruheposition auf deinem Kopf, während du ausatmest. Mache fünf oder mehr Runden und nimm dir ein paar Momente Pause zwischen den einzelnen Runden.

**Nutzen**: Die Palmenhaltung dehnt die Wirbelsäule und kann dich sogar größer machen. Sie stärkt deine Core-Muskeln, definiert deine Bauch- und Rückenmuskulatur und verbessert insgesamt das Gleichgewicht deines Körpers. Auch deine Arm- und Beinmuskulatur wird gestärkt und definiert.

Als Variante dieser Haltung kannst du, wenn du gute Stabilität und Gleichgewicht in *Tadasana* erreicht hast, versuchen vier Schritte nach vorne und nach hinten zu gehen, während du auf deinen Zehenspitzen balancierst.

## *Tiryana Tadasana / Schwingende Palme*

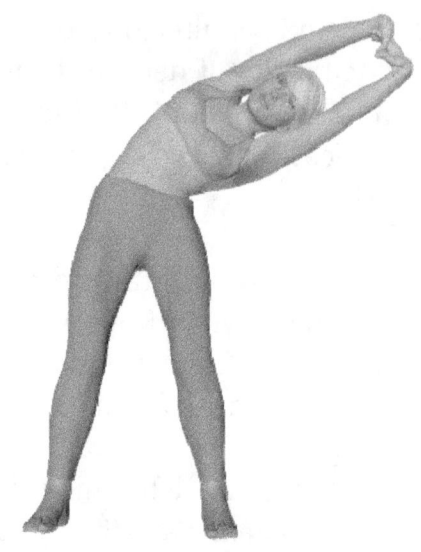

Stell dich mit ungefähr 60 cm voneinander entfernten Füßen aufrecht hin. Deine Arme sind gesenkt. Verschränke die Finger und drehe deine Handflächen nach außen. Hebe deine Arme beim Einatmen wie in Tadasana. Atme dann aus und beuge deinen Körper nach links, ohne deinen Bauch zu verdrehen oder dich nach vorne oder nach hinten zu bewegen. Halte deinen Atem für ein paar Sekunden an. Richte dich auf, nimm die aufrechte Haltung ein und atme wieder ein.

Wiederhole die Bewegung, aber beuge den Körper dieses Mal beim Ausatmen auf die rechte Seite. Halte die Position für ein paar Sekunden, ohne einzuatmen. Atme ein, wenn du dich wieder in die aufrechte Haltung begibst. Zuletzt senkst du die Arme während des Einatmens. Mach ein paar Momente Pause. Mache mehrere Runden, insgesamt bis zu fünf bis zehn Runden.

**Nutzen**: Die schwingende Palme stärkt und definiert die schräge Bauchmuskulatur und entfernt Fettpölsterchen an der Hüfte. Sie aktiviert die schwierig zu trainierenden Muskeln, die den Brustkorb bedecken. Die schwingende Palme erhöht das Gleichgewicht deiner Körpermitte und verbessert die Stabilität deiner Haltung. Außerdem wird die Wirbelsäule gedehnt, wodurch kleine Rückenverletzungen wie Bandscheibenvorfälle gebessert werden. Außerdem wird die Verdauung angeregt und Verstopfung gelindert.

Sobald du in dieser Haltung Stabilität und Flexibilität hast, kannst du versuchen, diese Übung – wie bei *Tadasana* - auf Zehenspitzen stehend durchzuführen.

## *Ekapada Pranamasana* / Gebetshaltung auf einem Bein

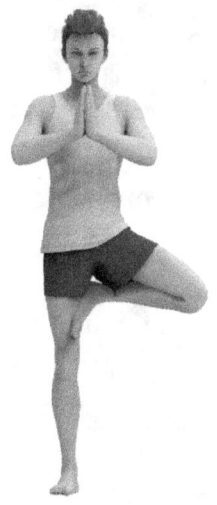

Stelle dich mit geschlossenen Beinen aufrecht hin und lasse deine Arme locker hängen. Beuge deine rechtes Knie und greife den Knöchel mit deiner rechten Hand. Ziehe deine Fußsohle an die Innenseite deines linken Oberschenkels und bringe deine Ferse nahe an deinen Damm. Gehe langsam vor und stelle sicher, dass du im Gleichgewicht bist, bevor du fortfährst.

Falte deine Hände vor deiner Brust in *Anjali Mudra*, der Gebetsgeste. Halte diese Position für ein bis zwei Minuten – oder so lange, wie du das Gleichgewicht halten kannst.

Entspanne dich und setze deinen rechten Fuß auf dem Boden hab. Wiederhole die Übung mit dem linken Fuß.

**Nutzen**: Stärkt und definiert die Beinmuskulatur. Dehnt die Leiste und die Innenseite der Oberschenkel. Hilft dabei, den Gleichgewichtssinn zu verbessern. Diese Haltung fördert auch die energetische Harmonie zwischen den Kanälen auf beiden Seiten deines Körpers.

*Kati Chakrasana / Taillendrehung*

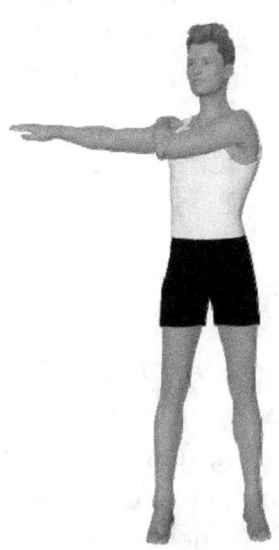

Stell dich mit ungefähr 45 cm voneinander entfernten Füßen aufrecht hin, mit den Armen an deiner Seite. Hebe deine Arme beim Einatmen an, bis sie parallel zum Boden sind und nach außen zeigen. Drehe dann deinen Torso beim Ausatmen auf die linke Seite, lege deine rechte Hand auf die linke Schulter, wickle den linken Arm um deinen Rücken und lege deine linke Hand auf deine rechte Taille. Drehe deinen Kopf so weit nach links, wie es möglich ist, ohne ihn zu belasten. Achte darauf, dass dein Hals und deine Haltung aufrecht und gerade sind. Halte den Atem für mehrere Sekunden an, dehne deinen Bauch und entspanne deine Muskeln. Deine Füße sollten sich bei der Drehung nicht vom Boden heben.

Atme ein, während du die Ausgangsposition einnimmst, und wiederhole die Drehung – diesmal zur rechten Seite hin. Halte erneut den Atem an und atme ein, wenn du dich in die Ausgangsposition begibst.

Mach mindestens fünf Runden. Die Übung sollte geschmeidig, ohne rückartige Bewegungen, durchgeführt werden. Wenn du ein intensiveres Training möchtest, kannst du dich in schnellerem Tempo nach links oder rechts drehen.

**Nutzen**: Die Taillendrehung dehnt und definiert die Muskulatur der Taille, des Rückens und der Hüfte. Sie lockert die Arme und die Schultern. Zusammen mit der Palme und der schwingenden Palme ist die Taillendrehung der dritte Teil einer Sequenz, die zu jeder Tageszeit geübt werden kann, wenn man sich müde oder steif fühlt. Diese Sequenz aus drei Haltungen ist vor allem für Personen mit Schreibtisch-Tätigkeiten, die jeden Tag mehrere Stunden lang sitzen müssen, nützlich, da sie die Wirbelsäule lockert, niedergedrückte Stimmung hebt, Stress lindert und Körper und Geist zusätzliche Energie verleiht.

## Naukasana / Bootshaltung

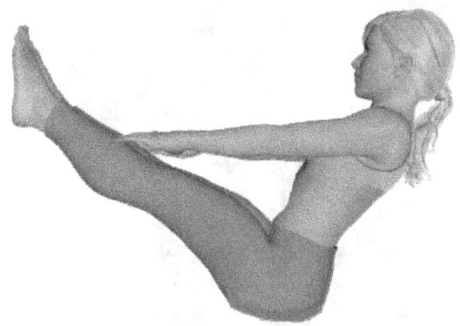

Die Ausgangsposition für die Bootshaltung ist die Rückenlage und sie wird am besten mit anderen Haltungen in Rückenlage kombiniert. Atme in der Rückenlage ein und halte dann deinen Atem an, während du deine Beine und deinen Rumpf zusammen mit den Schultern und dem Kopf vom Boden hebst. Halte deine Arme gerade und parallel zum Boden, mit nach unten zeigenden Handflächen. Der Körper sollte insgesamt die Form eines nach unten zeigenden Dreiecks haben, das auf dem Po balanciert wird. Halte deine Wirbelsäule gerade und richte deinen Blick auf deine Füße.

Halte diese Position, ohne zu atmen, so lange du kannst – im Grunde genommen, bis du wieder einatmen musst. Atme aus, wenn du dich wieder in die Rückenlage begibst (*Shavasana* wird im Kapitel zu den Entspannungshaltungen beschrieben). Entspanne alle Muskeln deines Körpers. Wiederhole die Übung vier Mal, für 5 Runden.

**Nutzen**: Die Bootspose trainiert deine Körpermitte, insbesondere wird deine Bauchmuskulatur gestärkt und definiert und sie hilft dabei überschüssiges Bauchfett los zu werden. Durch diese Haltung wird auch die Muskulatur deiner Schultern, Arme und Hüften gestärkt. Sie fördert und verbessert die Funktion der abdominalen Organe.

## Ustrasana / Kamel

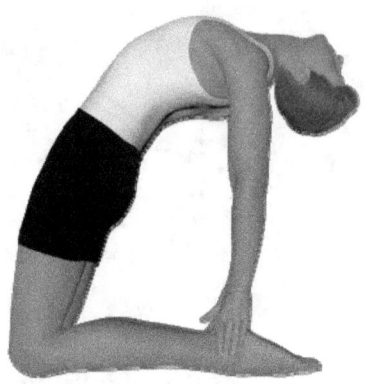

Knie dich hüftbreit hin, mit geradem Rücken und locker an der Seite hängenden Armen. Halte deine Füße und Knie zusammen. Lehne dich zurück und greife mit der einen Hand nach der einen Ferse und dann mit der anderen Hand nach der anderen Ferse. Schiebe deinen Bauch nach vorne. Deine Hüften sollten dabei senkrecht zum Boden bleiben. Wölbe deinen Rücken und Nacken nach oben, bis du zur Decke schaust. Lass einen Teil deines Gewichts auf deine Arme und auf deine Beine fallen, so dass deine Arme den unteren Rücken stützen. Atme in der Kamel-Stellung flach.

Wenn du ein Anfänger bist, ist es vielleicht schwierig für dich, in diese Haltung zu kommen. Es kann nicht oft genug wiederholt werden: Zwinge deinen Körper zu nichts. Vielleicht ist es einfacher für dich, wenn du deine Füße nicht ausstreckst und flach auf den Boden legst, sondern dich mit deinen Fußballen aufstützt.

**Nutzen**: Die Kamel-Haltung dehnt alle Muskeln der Vorderseite des Körpers, einschließlich des Nackens, der Brust, des Bauches, der Oberschenkel und der Leiste. Bei ihr werden die Hüftbeuger besonders gut gedehnt. Sie auch sehr gut dafür geeignet, um den Rücken zu stärken und die Haltung zu verbessern. Durch die Dehnung der Bauchmuskulatur wird auch die Verdauung verbessert.

**Gegenanzeigen**: Versuche die Kamel-Stellung nicht, wenn du ernste Rückenprobleme oder hohen Blutdruck hast.

## *Ardha Halasana / Halber Pflug*

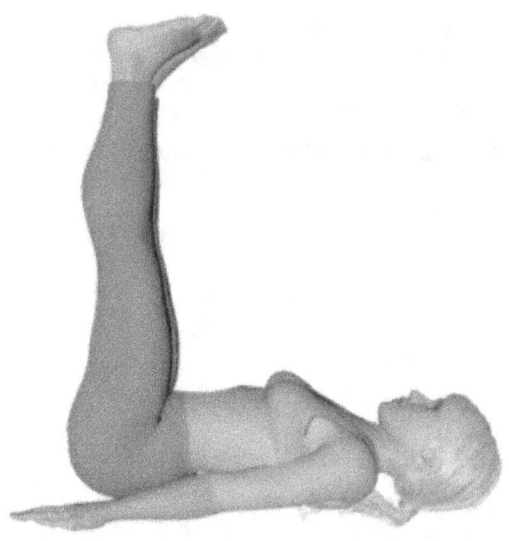

Lege dich mit geschlossenen Beinen auf den Rücken. Hebe beide Beine während des Einatmens langsam an, bis sie in einem rechten Winkel zum Boden sind. Hebe deinen Po nicht vom Boden und achte darauf, dass dein Rücken flach auf dem Boden aufliegt. In dieser Haltung sollte die Bauchmuskulatur arbeiten. Halte diese Position für mehrere Sekunden und halte währenddessen den Atem an. Atme aus und senke deine Beine langsam zu Boden.

Damit ist eine Runde abgeschlossen. Von dieser Übung sollten fünf bis zehn Runden gemacht werden.

Alternativ kannst du deine Beine in einen 45° Grad-Winkel bringen. Egal, ob du deine Beine in einem 90° oder 45° Grad-Winkel hältst, du kannst damit experimentieren, deine Beine zu spreizen und wieder zusammenzubringen, oder andere Bewegungen ausprobieren, um verschiedene abdominale Muskeln zu erreichen.

**Nutzen**: Der halbe Pflug aktiviert und definiert die abdominalen Muskeln, er entfernt Bauchfett und hilft dir dabei, einem Six-Pack näher zu kommen. Er definiert auch die Muskulatur der Oberschenkel und Hüften. Er verbessert die Verdauung und lindert Blähungen.

Diese Haltung bereitet auf *Halasana* vor, die schwierigere Pflug-Stellung, die später beschrieben wird. Du solltest den halben Pflug beherrschen, bevor du dich an dieser Pose versuchst.

## Dhanurasana / Bogen

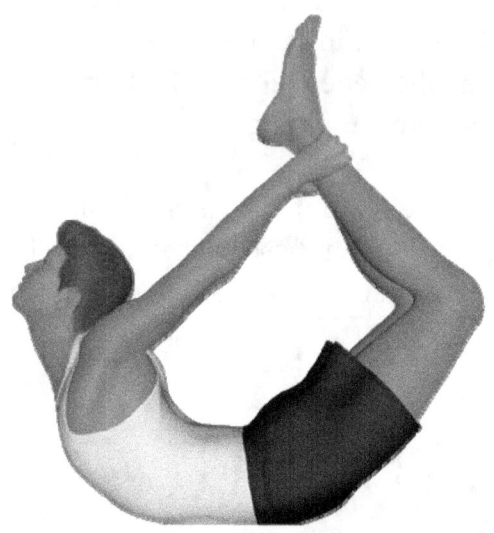

Leg dich auf deinen Bauch, mit dem Kinn auf dem Boden und den Füßen hüftbreit voneinander entfernt. Beuge deine Knie und bringe deine Fersen so nah an den Po wie möglich. Greife die Fußgelenke mit deinen Händen. Halte deine Arme gerade. Strecke deine Beine, so dass sich dein Brustkorb und deine Knie vom Boden heben und bewege deine Füße nach oben, weg vom Körper. Bei dieser Haltung sollten deine Beine die Arbeit verrichten und deine anderen Muskeln – Rücken, Bauch, Brust und Arme sollten entspannt sein.

Halte diese Stellung für ungefähr 20 Sekunden und atme. Dann atmest du aus, entspannst sanft deine Beinmuskeln und senkst dich langsam zu Boden. Mach ungefähr fünf Runden.

**Nutzen**: Der Bogen stärkt den Rücken und den Bauch und definiert die Muskulatur der Beine, der Arme und der Brust. Er verbessert deine Beweglichkeit und baut Stress ab.

## Setu Asana / Brücke

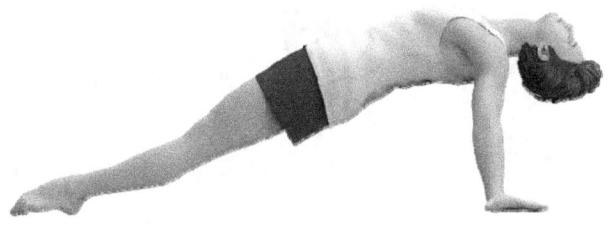

Setz dich mit nach vorne ausgestreckten Beinen auf den Boden. Setze deine Hände mit nach hinten zeigenden Fingern ungefähr 30 cm hinter dich. Drücke deine Ellenbogen durch. Du solltest dich leicht zurücklehnen.

Atme ein, halte dann deinen Atem an und hebe deine Hüfte und deinen Torso, so dass deine Füße und Hände den Boden berühren und der Rest deines Körpers nach oben gewölbt ist. Idealerweise bleiben deine Füße flach auf dem Boden. Entspanne deinen Nacken und lass deinen Kopf locker hängen.

Halte diese Stellung, so lange es bequem möglich ist. Dann atmest du aus und senkst deinen Körper langsam in die sitzende Ausgangsposition.

Diese Übung kann zehn Mal wiederholt werden.

**Nutzen**: Die Brücke stärkt und definiert die Muskeln des unteren Rückens. Sie stärkt auch die Arme und die Beine. Sie verbessert die Haltung, lindert Rückenprobleme und dehnt die Achillessehne.

*Phalakasana / Brett*

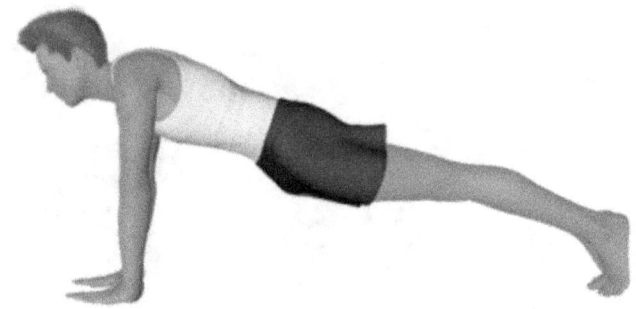

Setz dich im Fersensitz auf den Boden. Dann hebst du deinen Po, so dass deine Oberschenkel senkrecht sind. Lehne dich nach vorne und setze deine Hände mit der Handfläche nach unten, unterhalb deiner Schultern, in Schulterbreite auf den Boden. Hebe deinen Po und drücke deine Knie durch, so dass du auf deinen Händen und Zehen balancierst. Halte den Po leicht gehoben, in Gegenrichtung zur Schwerkraft, die deine Hüften zum Boden zieht und deinen Rücken wölbt. Halte deinen Rücken gerade. Dein Hals liegt auf einer Linie mit deiner Wirbelsäule und dein Blick ist auf den Boden gerichtet.

In der endgültigen Position solltest du spüren, dass sowohl dein Rücken als auch deine Bauchmuskeln aktiv sind. Halte die Stellung, solange du kannst. Du stellst vielleicht fest, dass dein Körper zu zittern beginnt, wenn du diese Stellung hältst. Wenn es für dich zu schwierig ist, dein Gewicht mit den Händen zu stützen, kannst du dich auf deine Unterarme stützen.

Als Variante der endgültigen Position kannst du abwechselnd deine Beine heben, so dass das eine Bein parallel zum Boden ist und das Gewicht auf dem anderen Fuß ruht.

**Nutzen**: Das Brett definiert die Bauch- und Rückenmuskeln. Es stärkt die Arme, die Schultern und die Handgelenke. Es verbessert das Gleichgewicht.

*Vasishtasana / Seitstütz*

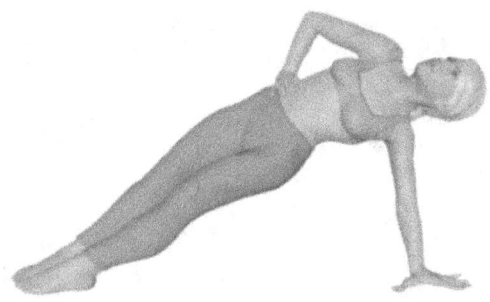

Von der Bretthaltung ausgehend, dreh dich und verlagere dein Gewicht auf die Seite deines rechten Fußes, so dass dein rechter Fuß und deine rechte Hand dein gesamtes Körpergewicht tragen. Dein linker Fuß liegt auf deinem rechten und deine linke Hand ruht auf deiner linken Hüfte.

Der rechte Arm sollte nicht direkt unter der Schulter positioniert sein, sondern ein Stück höher. Halte deinen Rücken gerade, so dass deine Wirbelsäule eine Linie mit deinen Beinen bildet. Atme normal.

Es ist vielleicht einfacher für dich, wenn du dein Gewicht - als Alternative – auf deinen Unterarm stützt und nicht auf deine Hand. Bei einer anderen Variante hebst du deinen linken Arm senkrecht nach oben. Du kannst auch dein linkes Bein heben oder versuchen, deinen linken Fuß mit der linken Hand zu halten, während du Bein und Arm gerade hältst.

Führe diese Übung auf jeder Seite, rechts und links, drei Mal durch.

**Nutzen**: Der Seitstütz stärkt und definiert die Arme, die Beine, den unteren Rücken und den Bauch. Diese Übung aktiviert insbesondere die schrägen Bauchmuskeln und kann Speckröllchen verringern.

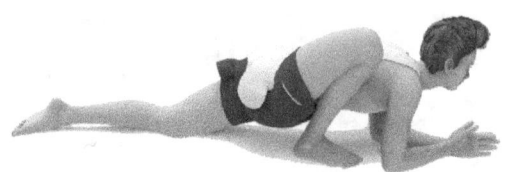

Beginne im herabschauenden Hund. Bringe deinen linken Fuß nach vorne und setze ihn ein Stück unterhalb der linken Hand auf der Außenseite ab. Lass dein rechtes Bein nach hinten ausgestreckt. Senke deine Ellbogen und stütze dich mit deinen Unterarmen auf den Boden.

Halte diese Position für ungefähr eine Minute und begib dich dann wieder in den herabschauenden Hund. Wiederhole die Übung und bringe dieses Mal dein rechtes Bein nach vorne.

Wenn du eine zusätzliche Dehnung willst, kannst du dein hinteres Bein in der endgültigen Position weiter nach hinten stricken.

**Nutzen**: Diese Haltung ist hervorragend, um die Hüften zu öffnen und um die Beine, die Rückseiten der Oberschenkel und die Leiste zu dehnen. Sie stärkt und definiert die Hüften und öffnet die Schultern und die Brust. Sie bereitet den Körper auf fortgeschrittene Übungen vor, für die sehr bewegliche Hüften benötigt werden.

*Viparita Shalabhasana / "Superman"*

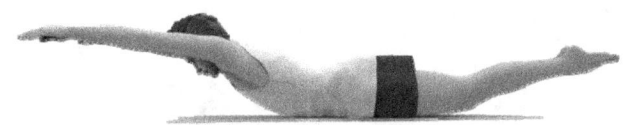

Lege dich auf den Bauch. Deine Füße liegen flach auf dem Boden und deine Arme sind nach vorne ausgestreckt. Leg deine Handflächen aufeinander.

Atme ein und verwende deine Rücken- und Bauchmuskeln um deine Füße, Oberschenkel, Brust, Arme und deinen Kopf vom Boden zu heben. Du solltest den Boden nur mit deinem Bauch und mit der Leiste berühren. Strecke deine Arme nach vorne aus und deine Beine nach hinten. Deine Arme und Beine sollten nicht gekrümmt sein.

Halte diese Position so lange du kannst, löse dann die Anspannung und lass deinen gesamten Körper auf dem Boden ruhen.

**Nutzen**: Die Superman-Stellung ist eine sehr gute Methode, um den unteren Rücken und die Bauchmuskulatur zu stärken. Sie dehnt auch deine Arme, Beine, Schultern und deinen Brustkorb.

*Trikonasana / Dreieck*

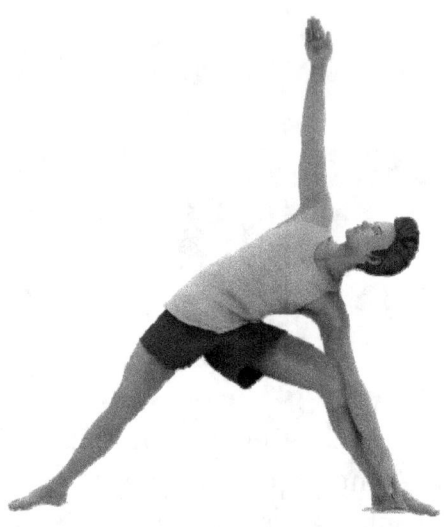

Stell dich mit ungefähr 90 cm voneinander entfernten Füßen aufrecht hin. Hebe deine Arme beim Einatmen seitlich an und halte Sie parallel zum Boden.

Drehe dann deinen linken Fuß nach außen, so dass er nach links zeigt. Atme aus und beuge deinen Torso nach links, ohne dich nach vorne zu beugen. Beuge dein linkes Knie leicht. Halte deine Arme gerade und berühre die Zehen deines linken Fußes mit deiner linken Hand. Dein rechter Arm sollte gerade nach oben zum Himmel zeigen. Dreh dein Gesicht nach oben und richte deinen Blick auf deine rechte Hand.

Halte diese Position für ein paar Sekunden, ohne zu atmen. Atme dann ein und kehre in die stehende Position, mit seitlich ausgestreckten Armen, zurück. Wiederhole die gleiche Bewegung auf der rechten Seite. Mache fünf bis zehn Runden.

Sobald dir diese Haltung leichtfällt, versuche Sie mit zwei gestreckten Beinen auszuführen.

**Nutzen**: Diese Stellung definiert den gesamten Körper und ist gut zum Abnehmen geeignet. Sie dehnt deine Core-Muskeln, deine Arme und deine Beine. Sie verbessert die Verdauung und den Appetit und mildert Depressionen. Wenn du sie täglich übst - vor allem, wenn du zehn oder mehr Runden schnell ausführst – verbrennst du Bauchfett und bekommst eine schmalere Taille.

## *Utthita Parsvakonasana* / Gestreckter seitlicher Winkel

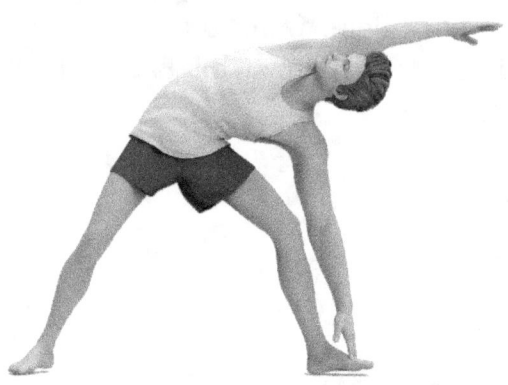

Das ist eine Variante von *Trikonasana*. Beim Dreieck berührt eine Hand den Fuß, während die andere Hand zum Himmel gestreckt wird. Beim gestreckten seitlichen Winkel senkst du den gestreckten Arm zu deinem Kopf. Der Arm zeigt über deinen Kopf hinaus, in eine Richtung ungefähr parallel zum Boden. Vielleicht ist die seitliche Dehnung anfangs zu stark für dich. Versuche einfach, dich soweit wie möglich anzunähern. Halte dein Knie gebeugt. Wiederhole die Übung auf der anderen Seite.

**Nutzen**: Die Vorteile sind die gleichen wie bei *Trikonasana*. Diese Haltung dehnt die Seiten deines Körpers etwas mehr und definiert deine schrägen Bauchmuskeln. Außerdem werden deine abdominalen Organe angeregt.

## Vyaghrasana / Tiger

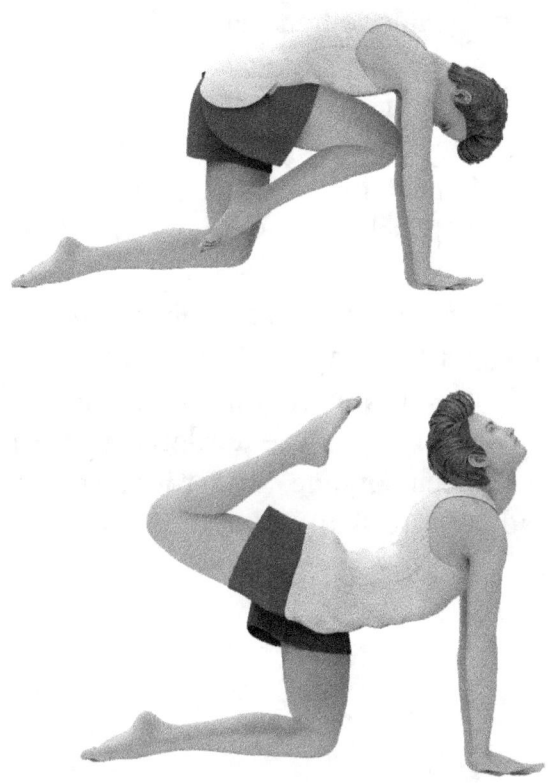

Knie dich auf den Boden, wie bei *Marjari Asana* (siehe unten), und bewege dich dann in die Katzenstellung. Halte deine Arme senkrecht, im 90° Grad-Winkel, zum Boden.

Strecke beim Einatmen dein linkes Bein ganz nach hinten aus und hebe es soweit wie möglich. Beuge dein linkes Knie und bringe deinen Fuß zu deinem Kopf. Wölbe gleichzeitig deinen Rücken nach unten und deinen Hals und Kopf nach oben. Versuche deinen Kopf mit deinen Zehen zu berühren – aber verrenke dich dabei nicht! Halte die Stellung für ein paar Sekunden.

Strecke dein linkes Bein wieder aus. Ziehe es beim Einatmen zu dir heran und beuge das Knie. Bringe das Knie zu deiner Brust. Dein Rücken sollte jetzt nach oben gewölbt sein und dein Kopf und dein Hals sollten sich nach unten biegen.

Wiederhole diese Übung ein paar Mal mit demselben Bein in einer schwingenden Bewegung. Achte darauf, dass dein Bein den Boden dabei nicht berührt. Wechsle dann zum rechten Bein und führe den gleichen Bewegungsablauf aus.

**Nutzen**: Die Tiger-Stellung zielt auf überschüssiges Gewicht an den Hüften und Oberschenkeln ab und verbrennt Fett in diesen Bereichen. Sie lockert die Rückenmuskulatur und dehnt die Wirbelsäule gut. Sie fördert die Gesundheit der weiblichen Geschlechtsorgane. Außerdem verbessert sie die Verdauung und den Kreislauf.

# Yoga-Haltungen für therapeutische Zwecke

## Für Rücken- und Muskelschmerzen

Die folgenden Haltungen können angewendet werden, um Rückenprobleme zu verbessern, die Wirbelsäule zu dehnen, die Muskulatur des oberen und unteren Rückens sowie der Schultern zu lockern und Verletzungen wie Bandscheibenvorfälle zu lindern. Des Weiteren werden Spannungen gelöst, die sich oft im Rücken feststzen und eine der Hauptursachen für Stress sind.

*Marjari Asana / Katze*

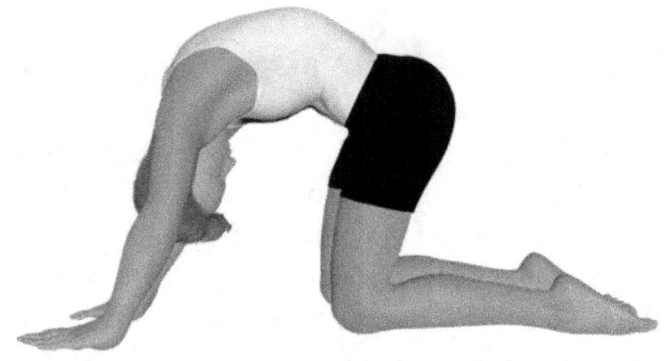

Vom Fersensitz ausgehend, heb deine Hüften an, so dass deine Oberschenkel senkrecht zum Boden sind und du kniest. Lehne dich nach vorne und leg deine Handflächen vor dir auf den Boden, als ob du auf allen Vieren kriechen würdest. Achte darauf, dass die Hände mit den Knien auf einer Linie liegen.

Atme ein und wölbe deinen Nacken und deinen Kopf nach oben. Schiebe gleichzeitig deinen Bauch nach unten, so dass dein Rücken zum Boden gewölbt ist. Atme tief ein und fülle deine Lungen vollständig. Halte deinen Atem für ein paar Sekunden an.

Wölbe deinen Rücken beim Ausatmen nach oben, dehne deine Wirbelsäule und senke den Kopf zwischen deine Arme. Halte den Atem wieder für ein paar Sekunden an, bevor du einatmest und mit der nächsten Runde beginnst. Mache bis zu zehn Runden.

**Nutzen**: Die Katzenstellung ist gut für Rückenprobleme und erhöht die Flexibilität der Wirbelsäule und der Schultern. Sie hat auch einen beruhigenden, therapeutischen Effekt auf das Verdauungssystem.

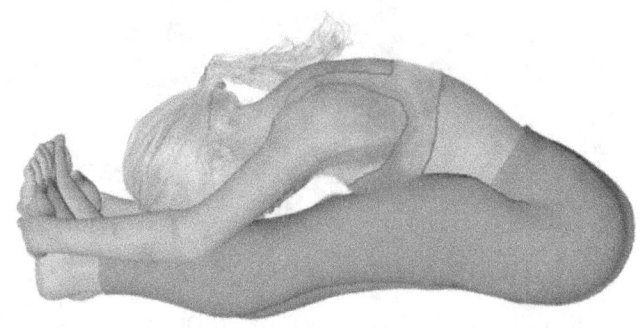

Setz dich mit nach vorne ausgestreckten Beinen und geschlossenen Füßen auf den Boden. Atme langsam aus und beuge dich aus der Hüfte nach vorne, während du deine Hände langsam entlang deiner Beine zu deinen Füßen bewegst. Greif mit deinen Fingern nach deinen großen Zehen. Entspann dich und atme tief.

Nutze dein Arme, um deinen Kopf näher an die Knie zu ziehen, ohne dass du dabei deine Beine beugst. Erzwinge nichts. Der Rücken sollte während dieser Bewegung entspannt sein. Dadurch kann die Vorwärtsbewegung die Rückenmuskulatur und die Wirbelsäule sanft dehnen. Atme ein, während du dich nach vorne ziehst.

Halte diese Stellung für eine Weile und atme dabei weiter. Kehre dann langsam in die Ausgangsposition zurück. Du darfst diese Übung bis zu fünf Mal wiederholen.

**Nutzen**: Die sitzende Vorwärtsbeuge dehnt die Wirbelsäule über ihre gesamte Länge intensiv. Sie dehnt auch die Rückseite der Oberschenkel und erhöht die Beweglichkeit des Rückens und der Hüfte. Sie definiert und stärkt die Schultern.

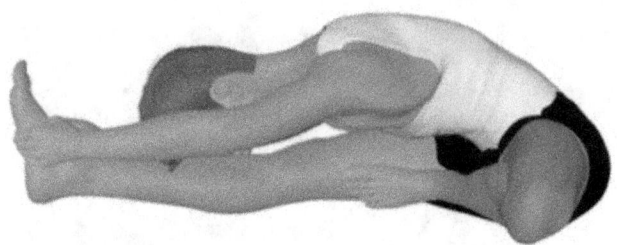

Setz dich anfangs wie bei der Vorwärtsbeuge mit nach vorne ausgestreckten Füßen hin. Beuge deine linkes Knie und bring die Fußsohle deines linken Fußes an die Innenseite deines rechten Oberschenkels. Strecke deine Arme zum rechten Fuß aus und beuge dich nach vorne, bis du den rechten Fuß erreichst. Greife die Zehen mit der linken Hand und die Außenseite des Fußes mit der rechten Hand. Bringe deinen Kopf so nah wie möglich zum Knie des rechten Beins.

Für Anfänger ist es schwierig, den Kopf ganz bis zum Knie zu bringen. Versuche nicht, das zu erzwingen. Bei dieser Haltung soll der Rücken entspannt sein, während die Arme die Arbeit verrichten. Halte die endgültige Position, solange es angenehm ist und atme tief.

Wiederhole diese Übung, dieses Mal mit dem anderen Bein. Mache mit beiden Beinen fünf Runden.

**Nutzen**: Wie die Vorwärtsbeuge dehnt diese Haltung die Wirbelsäule über ihre gesamte Länge intensiv, ebenso die seitlichen Rückenmuskeln. Sie dehnt auch die Beine und macht sie für die Meditationshaltungen beweglicher.

*Utthita Janu Shirshasana / Stehende Kopf-Knie-Haltung*

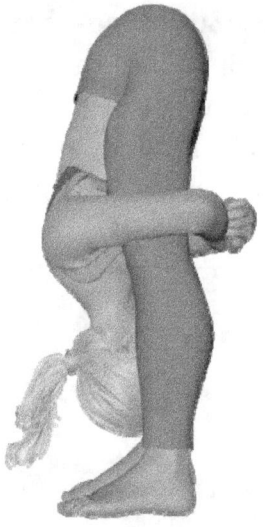

Stell dich mit ungefähr 45 cm voneinander entfernten Füßen aufrecht hin. Strecke deine Arme vor dir aus, so dass sie parallel zum Boden sind. Atme vollständig aus, halte dann deinen Atem an und beuge dich aus deiner Hüfte. Schlinge deine Arme um deine Beine und umklammere deine Hände. Zieh deinen Kopf mit den Armen näher an deine Knie, aber erzwinge nicht. Diese Haltung sollte deinen oberen Rücken und deine Schultern dehnen, einschließlich des Bereichs zwischen deinen Schulterblättern. Auch die Rückseite deiner Oberschenkel wird gedehnt. Halte deinen Atem in der endgültigen Position an. Halte die Stellung, solange es angenehm ist. Löse dich aus der Stellung und bewege dich während des Einatmen in die aufrechte Ausgangsposition. Mach fünf Runden.

Wenn du beweglich genug bist, kannst du deine Hände loslassen und mit ihnen deinen Nacken halten. Das ist eine fortgeschrittene Variante der gleichen Haltung.

**Nutzen**: Diese Haltung dehnt die Muskulatur des oberen Rückens, verlängert die Wirbelsäule und dehnt die Oberschenkelrückseite. Zusätzlich wird die Beweglichkeit der Hüften erhöht. Indem Spannungen des oberen Rückens gelöst werden, werden Stress und Unruhe abgebaut. Die positiven Wirkungen dieser Haltung sind denen von *Padahastasana* (stehende Vorwärtsbeuge) sehr ähnlich, außer dass diese Haltung die Schulter und die Muskeln im oberen Rücken im Bereich der Schulterblätter stärker dehnt.

## *Ardha Shalabhasana / Halbe Heuschrecke*

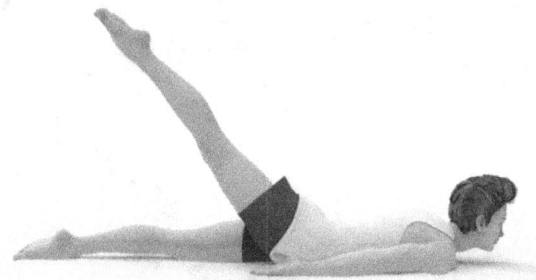

Lege dich auf den Bauch. Halte dein Kinn nach vorne und lege es auf dem Boden ab. Klemme deine Hände unter deine Oberschenkel, mit den Handflächen nach unten. Hebe dann dein linkes Bein so weit nach oben wie möglich, ohne es zu beugen. Dein rechtes Bein sollte dabei auf dem Boden bleiben. Die Arme sollten dich stützen und werden gegen den Boden gedrückt, um deine Beine stärker zu dehnen.

Halte diese Stellung so lange wie möglich. Wenn du müde wirst, lege das linke Bein auf den Boden. Wiederhole die Übung mit dem rechten Bein.

Achte darauf, dass du bei der gesamten Übung deine Beine völlig gerade hältst. Mach bis zu 5 Runden und ruhe dich dann in Bauchlage, mit auf die Seite gedrehtem Kopf, aus.

**Nutzen**: Diese Haltung stärkt den Rücken und dehnt die Wirbelsäule und den Nacken. Durch die Stärkung der Rückenmuskulatur wird die Wirbelsäule gestützt, was dabei helfen kann, einen Bandscheibenvorfall zu lindern. Die halbe Heuschrecke stärkt dich und bereitet dich auf die schwierigere Heuschrecken-Haltung vor.

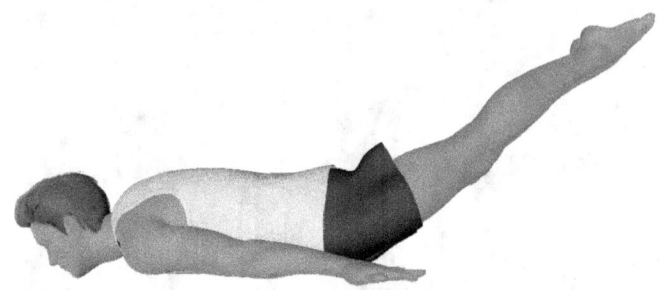

Diese Haltung gleicht der vorherigen. Der Unterschied besteht darin, dass du dieses Mal beide Beine gleichzeitig hebst. Drücke mit deinen Armen gegen den Boden, um deine Beine zusätzlich anzuheben. Wiederhole diese Übung ungefähr drei Mal. Lege dich danach einfach auf den Boden und ruhe dich aus.

**Nutzen**: Die positiven Wirkungen entsprechen den Wirkungen der halben Heuschrecke, sind aber viel stärker. Die Heuschrecke ist hervorragend dazu geeignet um die Rückenmuskulatur zu stärken. Die Rückenmuskeln werden dadurch zu zwei Säulen, die die Wirbelsäule stützen.

*Tiryaka Bhujangasana / Drehende Kobra*

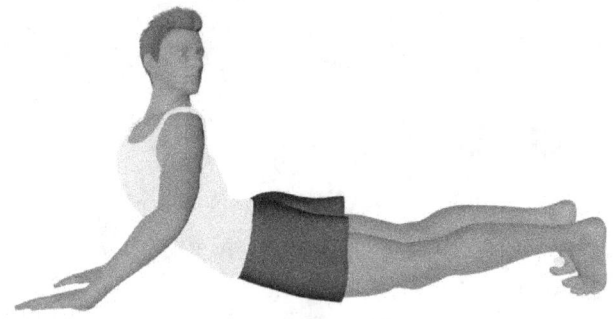

Atme ein und bewege dich in die Kobra-Stellung, spreize dabei aber deine Beine. Die Unterseite deiner Zehen oder Fußballen sollte den Boden berühren. Schau gerade aus und beuge deinen Kopf nicht wie bei der normalen *Bhujangasana* nach hinten, sondern halte deinen Kopf senkrecht zum Boden.

Halte deinen Atem an, drehe deinen Kopf und deine Schultern nach links und schaue über deine linke Schulter zu deinem rechten Fuß. Zwinge dich nicht in diese Haltung. Lass deinen Rücken entspannt. Halte diese Position kurz, dreh dich dann wieder nach vorne, dreh dich auf die rechte Seite und halte die Position erneut für ein paar Sekunden.

Schaue wieder nach vorne und senke dich beim Ausatmen langsam zu Boden.

**Nutzen**: Diese Haltung hat ähnliche positive Wirkungen wie die normale Kobrastellung (wird im Abschnitt zum Sonnengruß beschrieben), aber sie macht die Wirbelsäule etwas beweglicher und beruhigt das Verdauungssystem.

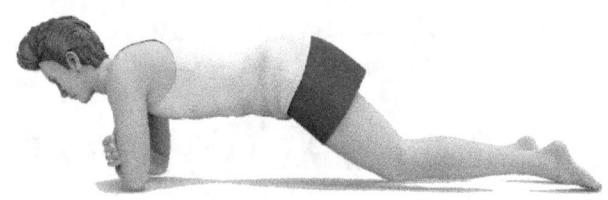

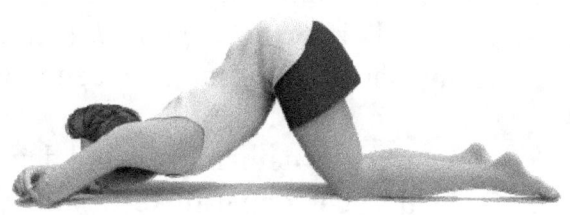

Dieses zweite „Variante" der Eidechse hat mit der oben beschriebenen Variante nicht viel mehr als den Namen gemein.

Lege dich auf den Bauch und überkreuze deine Arme unter deiner Brust. Die Hände sollten die Arme oberhalb der Ellenbogen umfassen. Halte deine Füße leicht voneinander entfernt und schau nach vorn.

Lass deine Ellenbogen auf dem Boden und hebe deinen Körper so an, dass du dich auf deine Knie und Ellbogen stützt und dein Torso parallel zum Boden ist.

Strecke dann deinen Po nach hinten und senke deine Brust zum Boden. Lege dein Kinn hinter deinen Armen ab und strecke deinen Po nach oben. Atme währenddessen ein.

Kehre in einer fließenden Bewegung zur erhobenen Position zurück. Senke dich dann wie zu Beginn auf den Boden. Atme währenddessen aus.

**Nutzen**: Diese Haltung verbessert die Atmung, indem Sie das Zwerchfell stärkt und die tiefe Bauchatmung fördert. Sie dehnt die Schulterblätter und den Rücken.

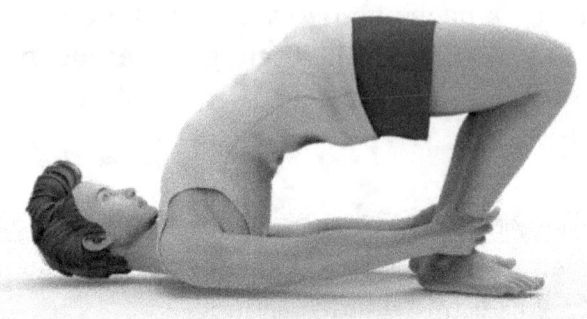

Leg dich in Rückenlage auf den Boden. Beuge deine Knie und ziehe deine Füße zu dir heran, so dass deine Fersen deinen Po berühren. Greif dann mit deinen Armen nach unten und halte deine Fußgelenke.

Wölbe nun deinen Rücken und hebe deinen Po. Stell dir vor, dass dein Becken an einem Faden nach oben gezogen wird. In der endgültigen Position sollten deine Oberschenkel parallel zum Boden sein und deine Waden im rechten Winkel. Deine Schultern und dein Hals stützen das Gewicht deines Körpers, während deine Füße das restliche Gewicht tragen.

Halte diese Stellung solange wie möglich und kehre dann wieder zur Ausgangsposition zurück (mit gebeugten Knien). Wiederhole die Übung fünf Mal.

**Nutzen**: *Skandharasana* verbessert die Haltung und macht die Schultern breiter und stärker. Sie verbessert die Verdauung und fördert bei Frauen eine gesunde Menstruation.

## *Upavistha Konasana* / offene Winkelhaltung

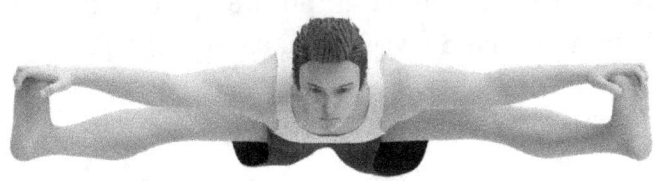

Setz dich mit nach vorne ausgestreckten Beinen hin und lehn dich leicht auf deine Hände zurück. Spreize deine Beine in einem 90° Grad-Winkel oder versuche dich diesem anzunähern.

Drücke das Äußere deiner Oberschenkel gegen den Boden, indem du sie ein bisschen drehst. Strecke deine Zehen nach oben und dehne deine Fußsohlen. Platziere deine Hände zwischen deine Beine und bewege sie Schritt für Schritt nach vorne, während du dich nach vorne lehnst. Lass es hier ruhig angehen – bei dieser Haltung wird deine Leiste intensiv gedehnt und du willst dich nicht verletzen!

Lehne dich so weit nach vorne, wie es ohne Schmerzen oder Zerren möglich ist *und nicht weiter*. Wenn du sehr beweglich bist, kannst du dich ganz nach vorne lehnen und deine Zehen mit den Fingern greifen. Halte deine endgültige Position für eine oder zwei Minuten und atme langsam.

**Nutzen**: Dehnt die Innenseite deiner Beine, die Rückseite deiner Oberschenkel und die Leiste. Diese Haltung dehnt auch deine Wirbelsäule und verbessert die Beweglichkeit deiner Hüften.

## Für Erkältungen

Die beste Yoga-Übung, um Symptome von Erkältungen und Husten zu lindern ist Surya Namaskara, die anfangs erklärte Sequenz.

## Yoga-Haltungen für kognitive Leistung und psychische Gesundheit

Im Allgemeinen wird durch das Praktizieren von Yoga Stress abgebaut, Unruhezustände und Depressionen werden gelindert, deine Stimmung hebt sich und du fühlst dich wohl. Aber es gibt ein paar Haltungen, die du speziell dazu einsetzen kannst, sowie dazu, deine kognitive Leistung, dein Gedächtnis, deine geistige Klarheit und deine Intelligenz zu stärken. Für diese Zwecke ist *Surya Namaskara*, das oben beschrieben wurde, hervorragend geeignet. Gut geeignet sind auch Rückbeugen, wie die Bogen- und die Kamel-Haltung, und Drehhaltungen, wie der Drehsitz und *Ardha Matsyendrasana*, der halbe Drehsitz, die in diesem Abschnitt beschrieben werden. Dazu kommen die Umkehrhaltungen, die den Blutfluss zum Gehirn erhöhen, wie *Viparita Karani Asana* (Umkehrhaltung) und ihre weiter fortgeschrittene Variante *Sarvangasana* (Schulterstand, in diesem Buch nicht beschrieben).

*"Drehsitz"*

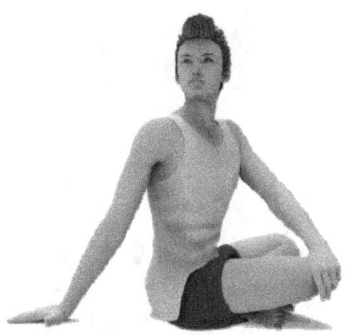

Falls *Ardha Matsyendranasana*, der halbe Drehsitz, ein bisschen zu viel für dich ist, kannst du diesen einfacheren und weniger herausfordernden „Drehsitz" versuchen.

Setz dich in *Sukahasana*, den bequemen Sitz (Schneidersitz). Dreh dich nach links. Lege deine linke Hand mit der Handfläche nach unten auf den Boden hinter dir und lege gleichzeitig deine rechte Hand auf dein linkes Knie. Dreh deinen Nacken, soweit es ohne Zerren geht, so dass du hinter dich schaust. Halte diese Pose und zähle bis 20. Atme währenddessen langsam und entspanne die Muskeln in deinem Rücken, deinen Armen, deinem Hals und deinen Schultern.

Kehre dann zu *Sukhasana* zurück und wiederhole den Bewegungsablauf auf der rechten Seite.

**Nutzen**: Diese Haltung entspannt tief und lindert Unruhezustände und Stress. Die Wirbelsäule wird von der Basis bis zum Hals sanft gedreht. Dadurch werden die Beweglichkeit des Rückens und die Haltung verbessert

## Ardha Matsyendrasana / halber Drehsitz

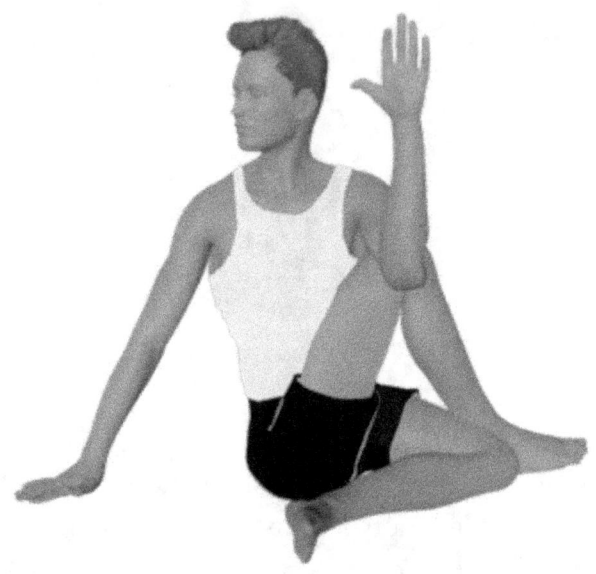

Setz dich mit nach vorne ausgestreckten Beinen hin. Von dieser Position ausgehend, beuge dein rechtes Knie und setzte deinen rechten Fuß flach auf den Boden auf. Beuge dein linkes Bein und bringe dein Knie unter die Beuge des rechten Beins, so dass deine linke Ferse deine rechte Pobacke berührt. Bringe deinen linken Arm zur rechten Seite deines Körpers, auf die andere Seite des rechten Beins und greife mit der linken Hand um den rechten Knöchel. Das rechte Bein sollte gegen den linken Arm drücken.

Halte deine Wirbelsäule aufrecht, atme aus und drehe deinen Torso auf die rechte Seite. Drücke dabei deine rechte Hand, mit durchgestrecktem Ellbogen, auf den Boden. Drehe deinen Hals so weit nach rechts, wie es angenehm ist, um tiefer in die Drehung zu gehen. Lass deine Schultern dabei nicht hängen. Halte deinen Hals gerade und aufrecht.

Der Gedanke dahinter ist, dass du dein rechtes Bein und deinen linken Arm verwendest, um deine Wirbelsäule zu drehen, ohne dazu deine Rückenmuskulatur zu verwenden, damit sich deine Wirbelsäule und deine Rückenmuskeln vollständig entspannen können. Atme 20 Mal tief ein und aus, atme dann ein und kehre zur Ausgangsposition zurück.

Wiederhole den Bewegungsablauf, dieses Mal auf der linken Seite.

**Nutzen**: Der halbe Drehsitz lindert Stress, Unruhe und Depressionen. Er hilft dabei, tiefsitzende Spannungen im Rücken, den Schultern und dem Nacken zu lösen, die häufig bei Stress auftreten. Des Weiteren ist diese Haltung eine hervorragende Rückendehnung, die abwechselnd die Muskeln auf der einen und anderen Seite des Rückens dehnt und kontrahiert und Rückenleiden, wie einen Bandscheibenvorfall, lindern kann.

*Ardha Viparita Karani Asana / halbe Umkehrhaltung*

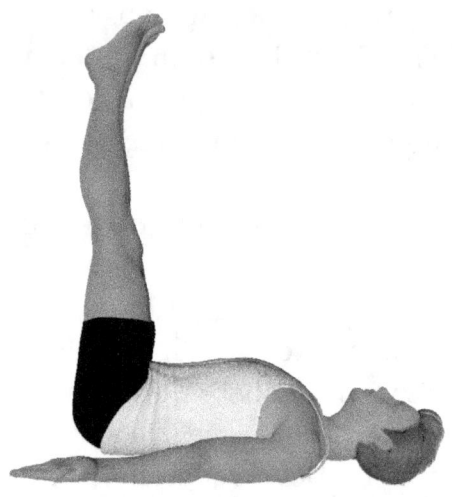

Diese Haltung ist eine vorbereitende Haltung für *Viparita Karani*, die volle Umkehrhaltung, bei der du deine Beine ohne Stütze gerade nach oben hebst und deine Schultern das Gewicht tragen lässt.

Lege für diese vorbereitende Haltung ein oder zwei Kissen an die Wand. Legen deinen Po und deinen unteren Rücken auf das Kissen, während deine Beine gerade nach oben zeigen und gegen die Wand gelehnt sind. Deine Arme und Schultern ruhen auf dem Boden. Deine Hüften liegen also etwas höher als deine Brust und deine Schultern.

Sobald du in dieser Position bist, entspanne dich einfach und atme tief. Um dich aus dieser Haltung zu bewegen, bringe deine Knie zu deiner Brust und rolle dich auf die Seite, bevor du aufstehst.

**Nutzen**: Die halbe Umkehrhaltung kehrt die normale Wirkung der Schwerkraft auf den Körper um. Dabei fließt Blut aus deinen Beinen in den oberen Bereich deines Körpers. Der erhöhte Blutfluss zu deinem Gehirn verbessert dein Denken und deine Wahrnehmung im Allgemeinen, du entspannst dich und Stress wird abgebaut.

Wenn deine berufliche Tätigkeit oder dein Lebensstil nicht sehr aktiv sind und du für lange Zeiträume sitzt, dann ist diese Haltung besonders hilfreich. Sie hilft dabei, Schwellungen oder Schmerzen in den Beinen und Füßen zu mindern und sie verbessert insgesamt die Durchblutung.

**Gegenanzeigen**: Wenn du hohen Blutdruck hast, solltest du auf diese Haltung verzichten, da sie den Blutdruck im Oberkörper erhöht.

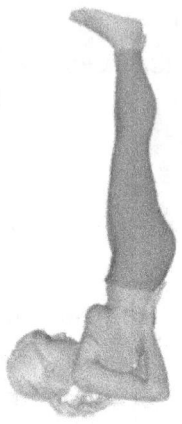

Lege dich mit geschlossenen Füßen flach auf den Rücken. Deine Arme liegen an deinen Seiten, mit den Handflächen zum Boden. Atme ein, während du dich hinlegst.

Halte dann deinen Atem an und hebe deine Beine zur Decke und bringe sie zum Kopf. Hebe deinen Po vom Boden, indem du mit deinen Handflächen nach unten drückst und deine Arme die Arbeit verrichten lässt. Das führt dazu, dass sich dein Rücken biegt. Hebe deine Handflächen, aber lass deine Ellenbogen auf dem Boden. Bringe dann deine Handflächen an deinen unteren Rücken, knapp unterhalb deines Pos, um das Gewicht zu stützen. Wenn das zu schwierig ist, kannst du deine Handflächen an deinen Po legen. Deine Ellenbogen und Schultern stützen das Gewicht deines Körpers.

Halte deine Beine in einem neunzig Grad Winkel zum Boden. Schließe deine Augen, entspanne dich und atme normal, solange die Haltung angenehm ist. Halte dann erneut deinen Atem an, bringe deine Knie wieder zu deinem Kopf, lege deine Handflächen zurück auf den Boden und senke deinen Po langsam zu Boden, lege zum Schluss deine Beine ab und nimm wieder die Ausgangsposition ein.

Anfangs ist es wahrscheinlich leichter, wenn du deine Beine bei dieser Haltung gegen die Wand stützt.

**Nutzen**: Die Umkehrhaltung kehrt die Wirkung der Schwerkraft auf den Körper um, was eine Reihe von positiven Auswirkungen hat. Insbesondere erhöht sich der Blutfluss zum Kopf. Der erhöhte Blutfluss zum Kopf wirkt sich vorteilhaft auf den Verstand aus, lindert Unruhe, Stress und Depressionen, verbessert kognitive Funktionen, verbessert das Gedächtnis und erhöht die Intelligenz. Die Umkehrhaltung lindert auch Blähungen und Hämorrhoiden.

## *Sarpasana / Schlange*

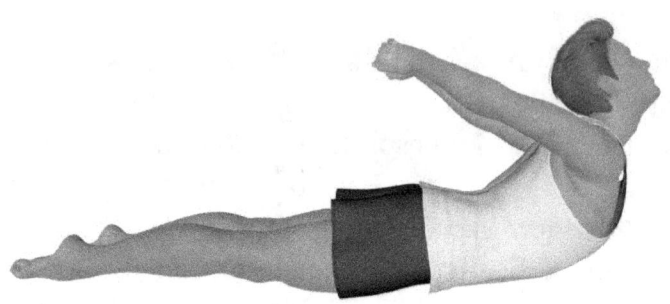

Lege dich mit geschlossenen Beinen auf deinen Bauch. Verschränke deine Hände hinter deinem Rücken und lege sie auf deinem Po ab. Lege dein Kinn auf den Boden.

Hebe beim Einatmen deine Brust so weit wie möglich vom Boden. Aktiviere dazu deine Rückenmuskeln, aber erzwinge nichts. Hebe gleichzeitig deine Arme. Schau nach vorne.

Halte diese Position so lange wie möglich, ohne zu atmen. Senke dann deinen Brustkorb langsam zu Boden, während du ausatmest. Lege den Kopf auf einer Seite ab und entspanne dich. Mache mehrere Runden.

**Nutzen**: Die Schlange ist nicht nur ein hervorragender Weg, um den unteren Rücken zu dehnen, die Schlange dehnt und öffnet auch die Brust. Sie lindert Atemwegsleiden wie Asthma. Sie fördert eine gute Durchblutung und ein gesundes Herz. Außerdem unterstützt sie dich dabei, negative Emotionen loszulassen, an denen du vielleicht festhältst.

## Yoga-Haltungen für ein jugendliches Aussehen

Allgemein kehren Umkehrhaltungen die Wirkung der Schwerkraft auf dein Gesicht um, was dich jünger wirken lässt und das Erschlaffen der Gesichtszüge verzögert, das einen alt aussehen lässt. Insbesondere *Surya Namaskara* und die Umkehrhaltung (s.o.) sind in dieser Hinsicht sehr nützlich. Eine weitere Haltung, die gut geeignet ist, um das jugendliche Aussehen zu erhalten, ist *Halasana*, der Pflug.

### Halasana / Pflug

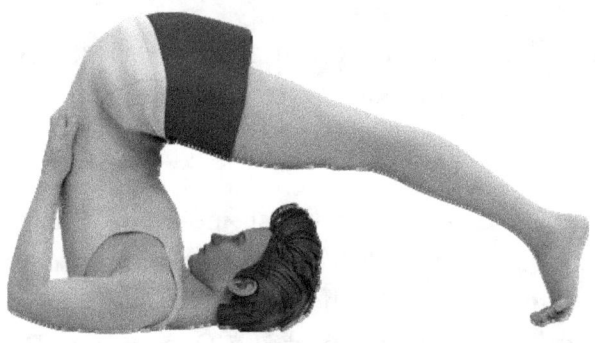

Lege dich mit geschlossenen Beinen flach auf den Rücken, mit den Armen an deinen Seiten und mit den Handflächen nach unten. Atme ein und hebe deine Beine vom Boden, ohne sie zu beugen. Lass dabei deine Bauchmuskulatur arbeiten. Halte den Atem an und drücke mit deinen Armen und Händen gegen den Fußboden, so dass dein Po und Rücken Wirbel für Wirbel, in einer rollenden Bewegung zu deinem Kopf hin angehoben werden. Senke deine Beine über deinen Kopf, bis deine Zehen den Boden oberhalb des Kopfs berühren. Wenn du nicht so weit kommst, erzwinge es nicht.

Du kannst diese Position halten, indem du deine Handflächen gegen den Boden drückst oder du kannst die Ellenbogen beugen und deine Handflächen an deinen Rücken bringen, um dich so abzustützen. Halte diese Stellung so lange es angenehm ist und atme tief ein und aus. Lass deine Muskeln, vor allem die Muskeln deines oberen Rückens und Nackens, entspannen.

Kehre wieder in die Rückenlage zurück, indem du zuerst deinen Rücken langsam – Wirbel für Wirbel – zum Boden absenkst und dann deinen Po und deine Beine. Wenn du deinen Rücken mit den Handflächen abgestützt hast, lege diese zuerst mit der Handfläche nach unten auf den Boden und senke dann deinen Rücken, deinen Po und deine Beine.

Ein anderer Weg, um in die Pflughaltung zu kommen, ist die Umkehrhaltung (s.o.) oder deren fortgeschrittene Variante, *Sarvangasana*, der Schulterstand.

Nutzen: Die Pflughaltung hat viele positive Wirkungen, dazu gehört die Förderung eines jugendlichen Aussehens, da der Blutfluss zum Gesicht erhöht wird. Er stärkt auch die Bauchmuskulatur und massiert die Organe des Bauchraums, wodurch eine gesunde Verdauung gefördert wird. Der Pflug dehnt und stärkt die Muskeln im Rücken und Nacken, löst Verspannungen in den Schultern und im Nacken und erhöht den Blutfluss zu diesem Bereich des Körpers. Zusammen mit der Umkehrhaltung kann der Pflug auch Akne mindern.

*Virabhadrasana I / Krieger I*

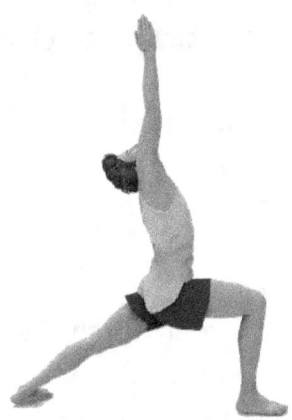

Die Krieger-Sequenz setzt sich aus drei Haltungen zusammen, von denen die Dritte am schwierigsten ist. Diese Haltungen sind perfekt dafür geeignet, um die Muskulatur in den Beinen, dem Po, der Körpermitte, dem Rücken und den Armen zu definieren. Außerdem wird die Durchblutung angeregt und das jugendliche Aussehen wiederhergestellt. Diese Haltungen vermitteln dir auch ein Gefühl von jugendlicher Zuversicht und Mut, schärfen dein Bewusstsein und verbessern deine Konzentration – die innere Einstellung eines entschlossenen Kriegers.

Diese Sequenz aus drei Haltungen wurde nach dem legendären Krieger Virabhadra benannt. Die erste Stellung imitiert seine Haltung, als er, einberufen von Shiva, von der Erde aufgestiegen ist und mit dem Schwert in seiner Hand den Himmel durchbohrt hat.

Stell dich mit deinen Armen an den Seiten aufrecht hin. Strecke deine Arme über deinen Kopf und lege deine Handflächen aufeinander. Spreize beim Einatmen deine Beine, so dass deine Füße zwei Drittel deiner Körpergröße voneinander entfernt sind. Dreh dich dann beim Ausatmen auf die linke Seite. Dreh gleichzeitig deinen linken Fuß, so dass beide Füße in die gleiche Richtung zeigen. Beuge dein linkes Knie und lehne dich in diese Richtung, mit gewölbtem Rücken und nach oben zeigenden Arme. Dein Blick ist auf die Hände über deinem Kopf gerichtet. Dein rechtes Bein sollte gerade und nach hinten ausgestreckt sein.

Halte diese Position, während du bis fünf zählst, und strecke dann dein linkes Bein wieder durch. Dreh deinen linken Fuß auf seine Ausgangsposition. Dreh dich dann nach rechts, dreh deinen linken Fuß und wiederhole die Haltung auf der rechten Seite.

Mache fünf bis zehn Runden. Kehre beim Ausatmen in die stehende Position zurück.

**Nutzen**: Krieger I stärkt die Muskulatur in den Beinen, den Füßen, dem Rücken, den Schultern und den Armen. Auch die Hüften und Waden werden gedehnt. Er verbessert das Gleichgewicht. Krieger I verbessert auch die Konzentration.

*Virabhadrasana II / Krieger II*

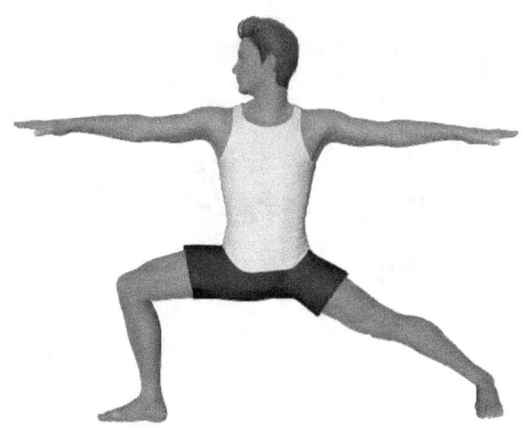

Die zweite Krieger-Stellung imitiert die Haltung Virabhadras, als er seinen Feind in der Ferne erblickt hat.

Ausgehend von der gleichen, stehenden Position, stell dich wieder so breitbeinig hin wie zuvor. Strecke deine Arme seitlich, parallel zum Boden, aus. Dreh erneut deinen linken Fuß, so dass er gerade nach links zeigt. Lehn dich mit deinem linken Bein in diese Richtung und beuge das Knie. Halte deinen Rücken gerade. Bewege deinen Blick entlang deines linken Arms. Halte die Stellung, während du bis 5 zählst.

Kehre dann zur breitbeinigen, stehenden Position zurück. Wiederhole die gleichen Bewegungen auf der rechten Seite.

Wiederhole die Übung fünf bis zehn Mal und kehre dann wieder zur stehenden Ausgangsposition zurück.

**Nutzen**: Der Krieger II definiert die Muskeln der Beine, der Arme und des Rückens. Er verbessert das Gleichgewicht. Mental vermittelt er Mut.

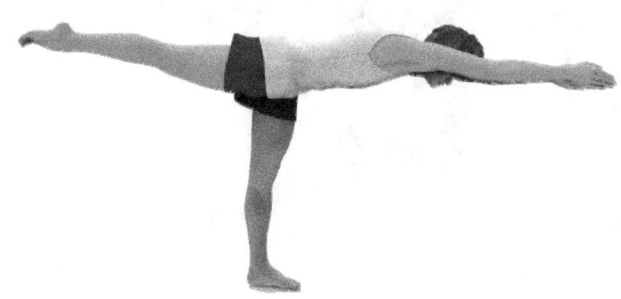

Die dritte Krieger-Stellung imitiert die Haltung Virabhadras bei dem Schwertstoß, mit dem er den Kopf seines Feindes abgeschlagen hat.

Diese Haltung ist ein bisschen verzwickt und sieht aus wie etwas aus einem Kung-Fu-Film. Sobald dir die zwei ersten Krieger-Haltungen leichtfallen, kannst du den dritten *Virabhadrasana* üben.

Stell dich wieder aufrecht und breitbeinig hin. Drehen dein linkes Bein, so dass es nach links zeigt. Atme dann aus und hebe deinen rechten Fuß vom Boden. Lehne dich gleichzeitig mit deinem ganzen Körper nach links, mit weit nach vorne ausgestreckten Armen.

Das Ziel ist es, eine Art T-Form einzunehmen, bei der dein linkes Bein dein gesamtes Gewicht trägt, dein rechtes Bein nach hinten und deine Arme nach vorne ausgestreckt sind. Auf dieses Weise ist dein gesamter Körper parallel zum Boden.

Halte das Gleichgewicht und zähle bis fünf, wenn möglich. Wenn du das Gleichgewicht nicht so lang halten kannst, kehre zur breitbeinigen Haltung zurück und versuche dabei nicht hinzufallen! (Aber es macht auch nichts, wenn du fällst. Probiere es einfach noch einmal.)

**Nutzen**: *Virabhadrasana III* verbessert die Beweglichkeit und das Gleichgewicht. So wie es einen extrem fokussierten Schwertstoß nachahmt, verbessert dieses Asana die Konzentration und den Fokus. Es definiert die Beinmuskulatur und stärkt deine Körpermitte.

## Yoga-Haltungen zur Entspannung

Heutzutage ist unser Leben geschäftig und hektisch. Selbst wenn wir Zeit für uns haben, sind wir so im Bann der Technik, dass wir unseren Köpfen ständig neue Informationen zuführen. Die Folge davon ist, dass wir uns selten – wenn überhaupt – die Zeit nehmen, gut zu uns selbst zu sein und einfach nur auszuruhen. Tatsächlich wissen viele von uns nicht, wie man sich entspannt.

Ausruhen bedeutet nicht nur, dass man schläft oder sich hinlegt, obwohl es das auch bedeuten kann. Ausruhen kann auch heißen, dass man sich Zeit zum Meditieren nimmt, sein Lieblingsessen isst oder im Garten arbeitet, wenn einem das Spaß macht und man das entspannend findet. Alles, was du tust, weil es dir Freude bereitet und dir neue Energie verleiht, kann als Ausruhen bezeichnet werden.

Entspannung ist unverzichtbar für die Yoga-Praxis. Wenn du dir keine Zeit zum Ausruhen nimmst, leiden dein Körper und dein Geist darunter. Ziel der Haltungen in diesem Kapitel ist es, einen Zustand der körperlichen und mentalen Entspannung herbeizuführen.

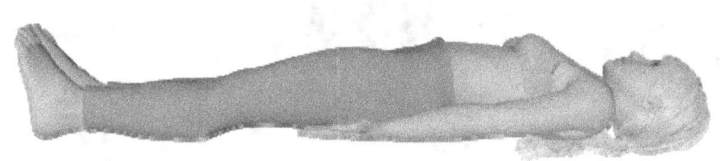

Lege dich mit leicht geöffneten Beinen auf den Rücken. Deine Arme liegen ein kleines Stück neben deinem Körper, mit nach oben zeigenden Handflächen und entspannten Fingern. Schließe deine Augen und lasse deinen ganzen Körper und deinen Verstand entspannen. Wenn du möchtest, kannst du deine Aufmerksamkeit auf deinen Atem richten, wie es im Kapitel zur Meditation beschrieben wird. Lass deinen Verstand mit dem Atem eins werden. Auf diese Weise erreichen dein Körper und Geist einen Zustand der natürlichen und tiefen Entspannung.

Du kannst so lange du möchtest in der Totenstellung bleiben. Üblicherweise steht sie am Ende der Yoga-Einheit, aber du kannst dich jederzeit in *Shavasana* hinlegen, wenn du dich körperlich oder mental müde fühlst und Erholung brauchst. Zeit und Übung erhöhen deine Sensibilität für deine Bedürfnisse, so dass du es gleich spürst, wenn du Erholung brauchst.

**Nutzen**: Die Totenstellung führt zu einer tiefen Entspannung von Körper und Geist. Das ermöglicht, dass sich das Muskelgewebe selbst repariert und dass Stress und Unruhe abgebaut werden. Sie ermöglicht dir, deine Energie wiederzuerlangen, insbesondere nach einer intensiven Übungseinheit. Sie senkt den Blutdruck und lindert zwanghaftes Grübeln.

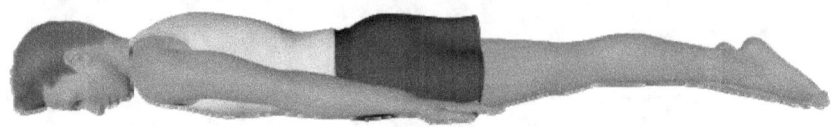

Lege dich flach auf den Bauch. Deine Beine sind ausgestreckt und deine Fußoberseiten liegen auf dem Boden auf. Deine Arme sind nach vorne ausgestreckt und deine Handflächen zeigen nach unten. Lege deine Stirn auf den Boden. Lass deine Muskeln völlig entspannen und atme natürlich, ohne deinem Atem einen Rhythmus aufzuzwingen oder deinen Atem zu ändern. Wie in der Totenstellung kannst du hier deine Achtsamkeit auf den Atem richten, indem du von eins bis zehn zählst, um tiefe Entspannung auszulösen.

Halte diese Position so lange du möchtest. Ruhe dich einfach unbesorgt aus.

**Nutzen**: Ähnlich wie die Totenstellung ermöglicht die umgekehrte Totenstellung eine tiefe Entspannung des Körper-Geist-Komplexes. Sie ist auch nützlich bei einem Bandscheibenvorfall, bei einem steifen Nacken und sie verbessert eine schlechte Haltung.

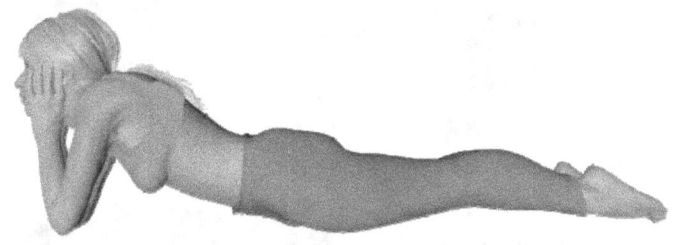

Leg dich wie bei der umgekehrten Totenstellung flach auf den Bauch, mit nach außen zeigenden Zehen. Heb deinen Kopf und deinen Brustkorb vom Boden, leg dein Kinn auf den Handflächen ab und stütze es mit deinen Ellenbogen ab. Lass deinen ganzen Körper und alle deine Muskeln entspannen. Schließ deine Augen und atme normal. Versuch nicht, deinen Atem zu ändern.

Wenn dein Nacken zu sehr belastet wird, beweg deine Ellenbogen ein Stück auseinander, um deinen Kopf leicht abzusenken. Du solltest gleich viel Druck auf deinem Nacken und deinem unteren Rücken spüren. Pass die Position deiner Ellenbogen an, um die richtige Balance zu finden. Bleib solange du möchtest in der Krokodilstellung.

**Nutzen**: Wie die Totenstellung und die umgekehrte Totenstellung induziert das Krokodil tiefe Entspannung und baut Stress und Unruhezustände ab. Wie die umgekehrte Totenstellung verbessert es Wirbelsäulen-Leiden wie z.B. einen Bandscheibenvorfall. Die Krokodil-Stellung hat einen großen Vorteil gegenüber den zwei vorherigen Haltungen: Sie erleichtert die tiefe Bauchatmung, bei der du dein Zwerchfell anstelle deines Brustkorbs verwendest, um einzuatmen,

**Gegenanzeigen**: Nimm die Krokodilhaltung nicht ein, wenn sie bei dir Rückenschmerzen verursacht.

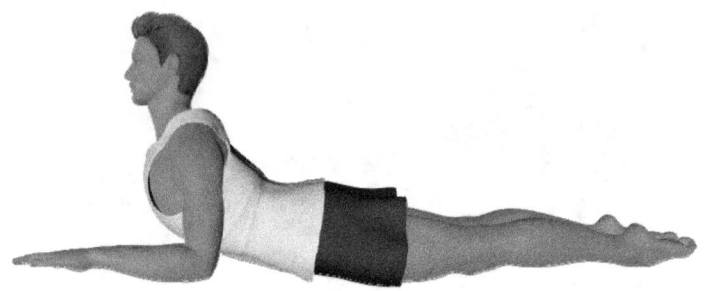

Lege dich in Bauchlage auf den Boden. Deine Zehen sollten nach unten ausgestreckt sein. Deine Hände und Ellenbogen berühren den Boden. Atme eine und heb deine Brust, deinen Kopf und deine Schultern vom Boden, indem du dich mit deinen Armen abdrückst. Dein Bauchnabel sollte noch den Boden berühren. Halte deinen Kopf gerade und schau wie eine Sphinx nach vorne. Atme langsam und sanft und halte diese Stellung, während du bis zehn zählst. Senke dich dann langsam wieder zu Boden.

**Nutzen**: Die Sphinx stärkt die Wirbelsäule. Sie dehnt den Bauch und die abdominalen Organe und regt so die Verdauung an. Sie öffnet die Brust und die Schultern. Diese Haltung verbessert die Durchblutung und löst stressbedingte Spannungen.

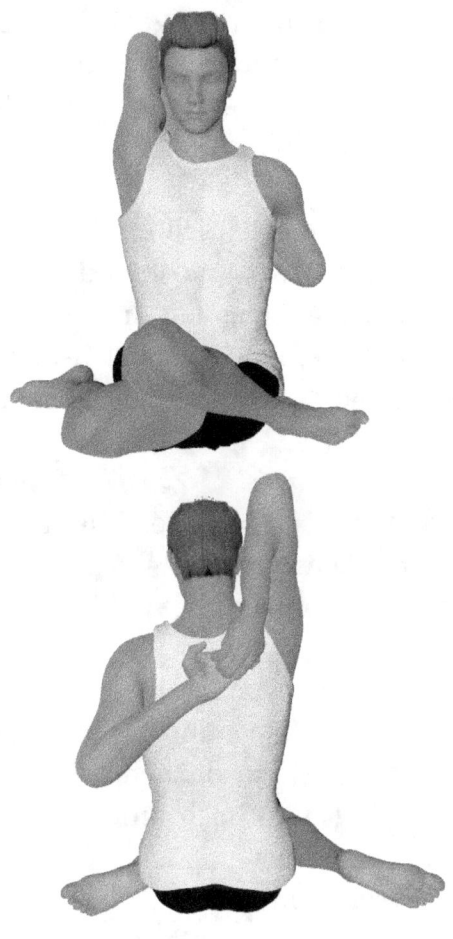

Setz dich mit ausgestreckten Beinen und geradem Rücken auf den Boden. Deine Hände liegen auf deinen Oberschenkeln.

Bring deinen linken Fuß unter dein rechtes Knie und lege ihn außen neben deiner rechten Hüfte ab. Bring dann deinen rechten Fuß über das linke Bein und leg deinen rechten Fuß außen neben deiner linken Hüfte ab. Das eine Knie sollte über dem anderen liegen.

Atme ein und streck deinen linken Arm zur Seite hin aus. Dreh deine Handfläche zuerst nach unten, dann nach hinten, so dass der Daumen nach unten zeigt. Bring deinen Arm beim Ausatmen hinter deinen Rücken und leg ihn an den unteren Rücken. Beweg deinen Arm soweit wie möglich den Rücken nach oben und halte dich dabei links der Wirbelsäule.

Atme ein und streck deinen rechten Arm nach vorne. Dreh deine Handfläche nach oben und heb deinen Arm senkrecht nach oben. Atme aus und beug den Arm über deinen Kopf und hinter deinen Rücken. Versuche mit den Fingern der rechten Hand nach den Fingern der linken Hand zu greifen, wenn möglich.

Halte die Position für ein bis zwei Minuten. Lass dann die Hände los und kehre zur Ausgangsposition zurück. Wiederhole die Übung und wechsle dabei links und rechts.

Verwende einen Riemen, wenn du die Finger der anderen Hand nicht erreichst. Hänge ihn über deine Schulter und greife mit der unteren Hand danach. Wenn die obere Hand über den Kopf gebeugt und nach unten gestreckt wird, greift sie ebenso nach dem Riemen. Ziehe dann mit dem oberen Arm, um den unteren Arm zu dehnen. Zerre nicht – Sinn der Sache ist, die Beweglichkeit *schrittweise* zu erhöhen.

**Nutzen**: Das Kuhgesicht dehnt die Beine, die Schultern, den Nacken, den Rücken und die Arme. Sie öffnet die Hüften und vermindert Steifheit im Rücken, im Nacken und in den Schultern. Psychologisch ist es eine hervorragende Methode, um Stress und Unruhe zu lindern. Es stellt deine Energie wieder her, wenn du müde bist und es verbessert deine Haltung.

*Dandasana* / Stock

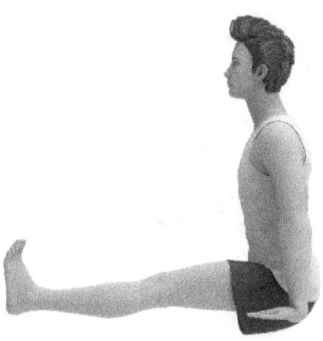

Setz dich mit nach vorne ausgestreckten, geschlossenen Beinen auf den Boden. Halte deinen Rücken gerade und aufrecht. Lege deine Hände seitlich neben dich, mit den Handflächen auf dem Boden.

Wenn die Rückseiten deiner Oberschenkel angespannt sind, kann das unbequem sein. In diesem Fall, übe die Haltung mit dem Rücken gegen eine Wand.

**Nutzen**: Die Stock-Haltung stärkt deine Rückenmuskulatur, hilft dabei, deine Wirbelsäule und Sitzhöcker auszurichten und verbessert die Haltung.

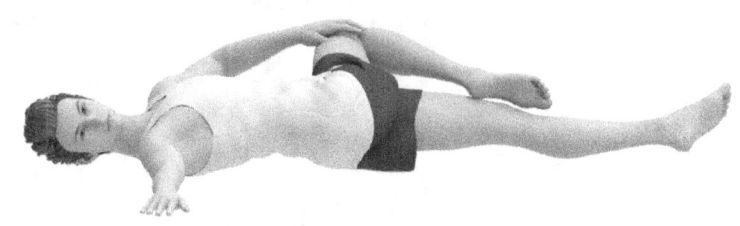

Lege dich wie bei *Shavasana* auf den Rücken, mit den Armen seitlich neben dir. Beug dein linkes Knie und bringe den linken Fuß an die Seite deines rechten Knies. Greife mit deiner rechten Hand nach deinem linken Knie und ziehe es zum Boden.

Strecke deinen linken Arm nach links und lege ihn mit der Handfläche nach oben auf den Boden. Drehe dein Gesicht soweit wie möglich nach links und schaue in diese Richtung. Hebe deine Schulterblätter nicht vom Boden.

Halte diese Stellung für eine Minute und entspanne dich. Wiederhole die Stellung auf der anderen Seite.

**Nutzen**: Die liegende Drehung verbessert die Beweglichkeit der Wirbelsäule. Sie stimuliert die abdominalen Organe. Sie entspannt und weitet die Schultern und die Hüften. Die Drehung lindert Stress und Unruhe. Sie verbessert auch die Verdauung.

## Garudasana / sitzender Adler

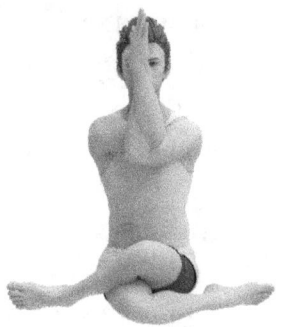

Beginne in einer sitzenden Position. Beuge dein rechtes Bein, bringe es unter dein linkes Knie und leg den rechten Fuß außen neben deiner linken Hüfte ab. Leg dann deinen rechten Fuß außen neben deiner linken Hüfte ab. Das linke Knie sollte auf dem rechten Knie liegen.

Streck dann deine Arme vor dir aus. Halte deine Arme gerade und kreuze deinen rechten Arm über den linken, ein Stück oberhalb der Ellenbogen. Beuge deinen linken Ellenbogen und halte deinen rechten Arm gerade. Deine linke Handfläche sollte nach rechts zeigen.

Beuge dann deinen rechten Arm, so dass die Handfläche nach links zeigt. Drücke die rechte Handfläche mit den Fingern der linken Hand. Wenn dir das nicht gelingt, greife mit den linken Fingern nach dem rechten Daumen. Hebe deine Ellenbogen, so dass sich deine Oberarme im rechten Winkel zu deinem Körper befinden. Halte diese Position für zehn bis zwanzig Atemzüge. Atme tiefe in den Bereich zwischen deinen Schulterblättern.

**Nutzen**: Diese Haltung ist die Beste, um Muskelanspannungen in schwer zu erreichenden Bereichen des oberen Rückens und Nackens zu lösen. Du wirst wahrscheinlich gleich spüren, dass du Muskeln erreichst, die du lange vernachlässigt hast und die etwas Zuwendung brauchen. Wenn du die Dehnung intensivieren willst, kannst du die Ellenbogen etwas heben.

Es gibt eine fortgeschrittene, stehende Variante dieser Haltung, für die man hervorragendes Gleichgewicht und Konzentration benötigt. Zur Einführung habe ich hier eine einfachere Variante vorgestellt, mit der du sofort die positiven Wirkungen der Haltung nutzen kannst.

# Yoga-Haltungen für reproduktive Gesundheit

Diese Haltungen fördern die reproduktive Gesundheit von Männern und Frauen, verbessern die sexuelle Funktion und bringen das sexuelle Verlangen ins Gleichgewicht

## Vajrasana / Diamant

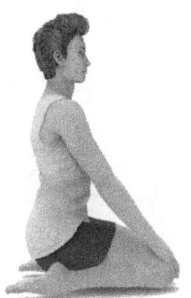

Setz dich in den Fersensitz, mit deinen Füßen unter dem Po. Deine großen Zehen sollten einander berühren, während deine Fersen nach außen zeigen und unter deinen Hüften liegen. Leg die Handflächen auf deinen Oberschenkeln oder deinen Knien ab und halte den Rücken gerade. Schließ deine Augen und entspanne deinen Körper und Geist. Erhol dich, indem du deine Achtsamkeit auf das Ein- und Ausatmen richtest. Du kannst beim Meditieren lange in dieser Stellung sitzen.

Wenn der Druck auf deine Fersen für dich schmerzhaft ist, leg ein Kissen zwischen deinen Po und deine Fersen.

**Nutzen**: *Vajrasana* verbessert die Verdauung und kann nach Mahlzeiten geübt werden. Der Diamant lindert das häufige Unwohlsein im Bauch. Die Haltung stärkt das Becken und mindert exzessive Libido. Sie lindert Regelschmerzen bei Frauen und fördert einen regelmäßigen Zyklus.

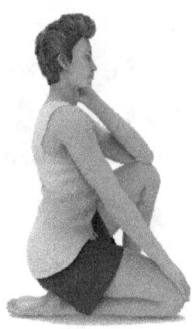

Beginne in *Vajrasana*, der Diamant-Stellung. Hebe dein linkes Knie und stelle den linken Fuß neben dem rechten Knie flach auf den Boden. Leg deinen Oberarm oder deinen linken Ellenbogen auf dem aufgestellten Knie ab und leg dein Kinn in die Handfläche deiner linken Hand. Halte deine Wirbelsäule gerade. Du kannst dich, solange du möchtest, in dieser Haltung ausruhen.

Kehre dann zu *Vajrasana* zurück und wechsle die Seiten. Erhole dich wieder.

**Nutzen**: Die Heldenstellung definiert und optimiert die Organe des Abdomens. Auch die reproduktive Funktion wird verbessert. Diese Haltung erhöht die Konzentration und fördert klares Denken. Sie mindert exzessives Grübeln oder negative Gedanken und entspannt den Verstand, wodurch dieser klar und präzise wird.

*Ardha Titali Asana / halber Schmetterling*

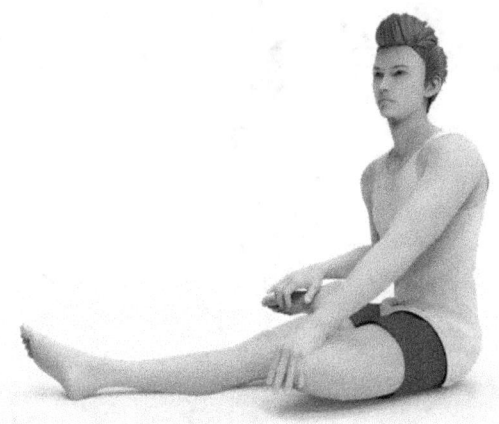

Setz dich mit nach vorne ausgestreckten Beinen auf den Boden. Ziehe deinen linken Fuß zu dir heran und leg ihn auf deinem rechten Oberschenkel ab. Ziehe deinen Fuß ganz nahe an dich heran, so dass er deinen Bauch berührt.

Halte die linken Zehen mit der rechten Hand. Greife mit der linken Hand nach deinem linken Knie. Dein Rücken und Hals sollten gerade sein, während dein rechtes Bein immer noch gerade nach vorne ausgestreckt ist.

Zieh dein linkes Knie bei jedem Einatmen zu deiner Brust, ohne daran zu zerren. Drücke das Knie beim Ausatmen wieder zurück zum Boden. Wiederhole diese Bewegung 20 Mal.

Kehre zur Ausgangsposition zurück und wiederhole die Übung mit dem rechten Bein.

**Nutzen**: Der halbe Schmetterling öffnet die Hüften und macht die Knie beweglicher. Er bereitet den Körper auf das Sitzen in langen Meditationen vor. Auch die reproduktiven Funktionen werden ins Gleichgewicht gebracht.

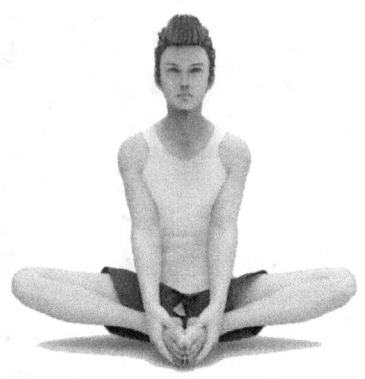

Setz dich wie zuvor mit geradem Rücken und nach vorne ausgestreckten Beinen hin. Zieh beide Füße so weit wie möglich zu dir und bring deine Fersen so weit wie möglich zu deinen Leisten. Deine Fußsohlen sollten sich berühren. Greife deine Knie mit deinen Händen und entspanne deine Oberschenkel.

Versuche deinen Rücken bei dieser Stellung gerade zu halten. Bewege deine Knie in einer federnden Bewegung und drücke deine Knie bei der Abwärtsbewegung mit deinen Händen nach unten. Versuche, sie bis zum Boden zu drücken, aber belaste sie nicht zu stark.

Mach ungefähr 50 dieser Bewegungen und kehre dann zur Ausgangsposition zurück.

**Nutzen**: Diese Haltung hat die gleichen positiven Wirkungen wie der halbe Schmetterling, aber in größerem Ausmaß. Sie lindert auch Müdigkeit und Schmerzen in den Beinen und Knien.

## *Shashankasana / Hase*

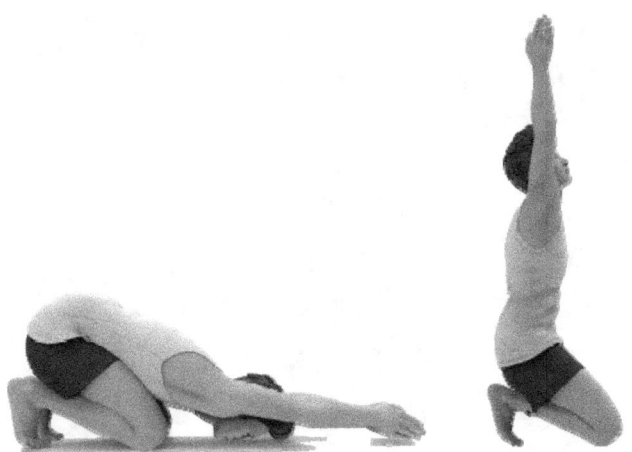

Beginne in *Vajrasana*. Heb dann beim Einatmen beide Arme, streck sie gerade über den Kopf nach oben und halte die Arme schulterbreit. Atme aus und beuge dich von der Taille aus nach vorne. Bring deine Arme und deine Stirn bis zum Boden. Dein Po sollte dabei, wenn möglich, weiter deine Fersen berühren. Halte die Position, zähle bis zehn und entspann dich dabei vollständig.

Dann hebst du deine Arme und deinen Körper wieder nach oben. Zuletzt senkst du deine Arme wieder zur Ausgangsposition ab. Wiederhole die Übung vier Mal.

**Nutzen**: Der Hase dehnt die Wirbelsäule, zieht die Wirbel auseinander und ermöglicht es ihnen, sich wieder richtig auszurichten. Die Auf- und Abbewegung aus der Hüfte stärkt die Beckenmuskulatur. Die Haltung unterstützt die Heilung von Fortpflanzungsstörungen bei Männern und Frauen und fördert die optimale sexuelle Funktionsfähigkeit.

# Yoga-Haltungen für die Meditation

## Sukhasana / Bequemer Sitz

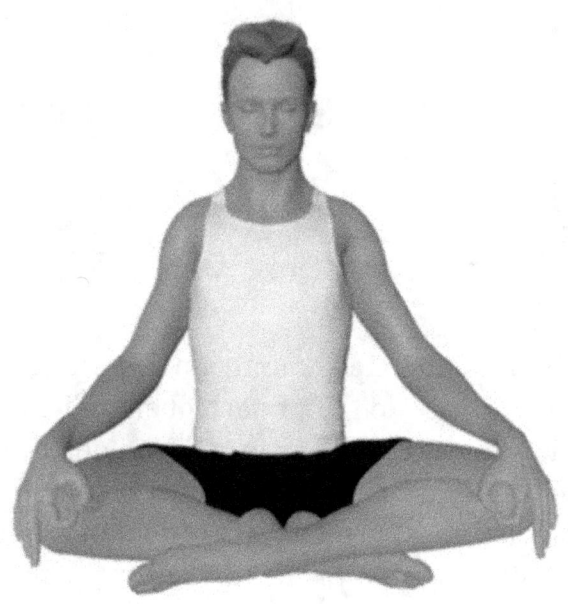

Die bei weitem einfachste Meditationshaltung für Anfänger ist *Sukhasana*, die „bequeme Haltung". Bei dieser Haltung überkreuzt du deine Beine, so wie du das normalerweise tun würdest, wenn du auf dem Boden sitzt. Die Wirbelsäule und der Hals sollten gerade aber entspannt sein, ganz ohne Kraftaufwand. Aufgrund der Position der Beine kann es ein bisschen schwierig sein, das in *Sukhasana* zu erreichen. Es ist einfacher, den Rücken gerade zu halten, wenn du auf einem Kissen sitzt, das den Po fünf bis acht Zentimeter anhebt. Andernfalls ist es für deinen Rücken angenehmer und du kannst deine Wirbelsäule länger gerade halten, wenn du in einer der fortgeschrittenen Meditationshaltungen wie dem Lotussitz sitzen kannst.

Halte deine Hände in einer *Mudra*, bei der der Zeigefinger auf der Innenseite deines Daumens liegt, so dass die beiden Finger einen Kreis bilden. Die drei anderen Finger sind ausgestreckt aber entspannt. Die Handflächen, die nach oben oder unten zeigen dürfen, ruhen auf deinen Knien. Deine Arme sind dabei nach vorne gestreckt und in den Ellenbogen leicht gebeugt.

Neige deinen Kopf leicht nach vorne. Du kannst deine Augen offenhalten oder schließen. Wenn deine Augen geöffnet sind. lass sie auf einem Punkt einen bis anderthalb Meter vor dir ruhen, mit entspanntem und nicht fokussiertem Blick.

**Nutzen**: Der größte Vorteil von *Sukhasana* besteht darin, dass Leute, die nicht in den schwierigeren Meditationshaltungen sitzen können, diese Stellung leicht halten können. Andernfalls bieten Haltungen, bei denen die Knie den Boden berühren, viel größere Stabilität für lange Meditationen.

## *Padmasana / Lotussitz*

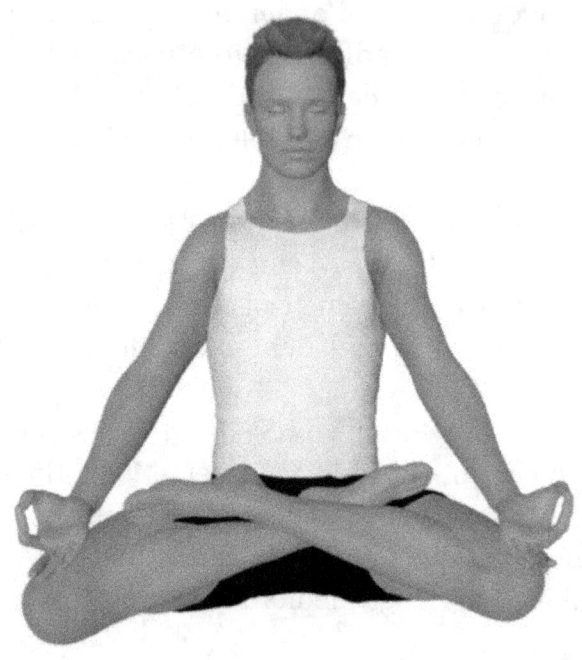

Der Lotussitz ist die klassische und bekannteste Meditationshaltung. Wenn du in der Lotushaltung sitzen kannst – großartig. Wenn nicht, dann macht das auch nix. Bei *Padmasana* ist es, wie bei den anderen Yoga-Haltungen auch, sehr wichtig, dass du deinen Körper nicht dazu zwingst, etwas zu tun, was er nicht will, da du sonst Gefahr läufst, dich zu verletzen. Wenn es dir nicht gelingt, die richtige Haltung einzunehmen, übe einfach die dynamischeren Haltungen aus dem Gesundheits-Kapitel, dann wird sich deine Beweglichkeit verbessern. Mit etwas Zeit wird dir auch *Padmasana* gelingen. Wenn der Lotussitz für dich momentan zu schwierig ist, versuche einfachere Haltungen wie *Sukhasana* und den halben Lotus.

Für Anfänger ist es sehr schwierig, diese Haltung einzunehmen und sie kann Schmerzen in den Beinen verursachen. Aber wenn du lange in Meditation sitzen willst, bietet diese Haltung die größte Stabilität und ist für den Rücken am schonendsten. Darüber hinaus, ist diese Haltung besonders gut dafür geeignet, um *Prana*, die subtile Energie, so fließen zu lassen, dass ein tiefes und kraftvolles meditatives Bewusstsein entsteht.

Um die Lotushaltung einzunehmen, setz dich mit verschränkten Beinen auf eine Matte oder Kissen. Dein linker Fuß liegt dabei auf deinem rechten Oberschenkel und dein rechter Fuß liegt auf dem linken Oberschenkel. Dein Rücken sollte gerade aber entspannt gehalten werden, mit minimaler Anstrengung und ohne Spannung, als ob die Wirbelsäule ein Stapel von Münzen wäre. Die Knie sollten den Boden berühren. Die Schultern sollten etwas nach hinten gezogen werden, wie die Flügel eines Geiers, und die Zunge sollte am Gaumen liegen. Die *Mudra*, die Handgeste, kann variieren, aber normalerweise werden die Hände mit den Handflächen nach oben auf den Knien abgelegt und der Fingernagel des Zeigefingers berührt die Innenseite des Daumens.

**Nutzen**: Der Lotussitz bietet Stabilität bei langen Meditationssitzungen. Die Haltung ermöglicht nicht nur eine stabile Sitzposition ohne Bewegung, sie unterstützt auch den Verstand dabei, zur Ruhe zu kommen und sich im meditativem Bewusstsein zu erholen. Auf körperlicher Ebene verbessert der Lotussitz die Haltung und die Ausrichtung der Wirbelsäule. Außerdem wird die Verdauung durch verbesserten Blutfluss zum Verdauungstrakt gefördert.

**Gegenanzeigen**: Probiere diese Haltung nicht aus, wenn du schwache oder verletzte Knie hast. Meide die Haltung auch, wenn du große Schwierigkeiten hast, die Haltung einzunehmen oder wenn du beim Sitzen in *Padmasana* körperliche Schmerzen hast. Bevor du *Padmasana* probierst, wäre es gut, wenn du andere Yoga-Haltungen übst, die die Muskeln lockern und die Beweglichkeit erhöhen. Wenn du an Ischias leidest, solltest du den Lotussitz meiden.

**Varianten**: Bei der Variante mit der Bezeichnung *Ardha Padmasana* oder halber Lotus wird ein Bein herangezogen, liegt auf dem Boden und berührt die Innenseite des gegenüberliegenden Oberschenkels, während das andere Bein auf dem anderen Oberschenkel liegt. Diese Haltung ist einfacher und erfordert weniger Beweglichkeit in den Beinen als der volle Lotussitz.

## Siddhasana / vollkommene Sitzhaltung

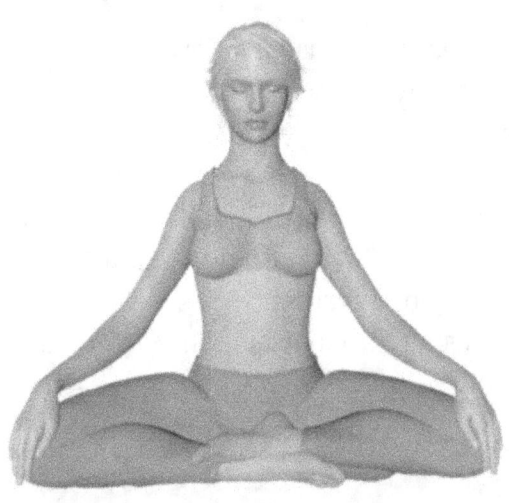

Dein rechter Fuß liegt an der Innenseite deines linken Oberschenkels und deine Ferse drückt gegen dein Perineum, so dass du mit diesem Bereich auf deiner rechten Ferse sitzt. Dein linkes Bein ist herangezogen und dein linker Knöchel liegt auf deinem rechten Fußgelenk. Klemme die Zehen deines linken Fußes zwischen die Wade und die Oberschenkel des rechten Beins. In der endgültigen Position sollte die linke Ferse gegen den Schambereich oberhalb der Genitalien drücken, so dass sich die Genitalien zwischen der linken und rechten Ferse befinden.

Es gibt zwei Varianten dieser Haltung, eine für Frauen und eine ein für Männer. Die Variante für Frauen wird als *Siddha Yoni Asana* bezeichnet und wird fast so durchgeführt, wie oben beschrieben, allerdings sind die Positionen des linken und rechten Fußes vertauscht. Die linke Ferse drückt gegen die Schamlippen und der rechte Fuß liegt oben, wobei die Ferse an der Klitoris liegt.

Die Hände und der Rest des Körpers werden wie in *Sukhasana* und dem Lotussitz gehalten, wie oben beschrieben.

**Nutzen**: *Siddhasana* verleiht Praktizierenden, die nicht beweglich genug sind, um den vollen Lotussitz einzunehmen, ähnliche Stabilität wie der Lotussitz. Die Haltung ist vorteilhaft für Menschen, die an hohem Blutdruck und Prostata-Beschwerden leiden. Es richtet die subtilen Energien des Körpers nach oben, weg von den Genitalien. Dadurch wird sexuelles Verlangen verringert. Es ist dir überlassen, zu beurteilen, ob es sich dabei um einen Vorteil handelt!

# Sequenzen

Die einzelnen Haltungen sind ja schön und gut, aber wie sollte man sie als Bestandteil einer kohärenten Praxis verwenden und in welcher Reihenfolge? Es ist wichtig, eine Sequenz zu haben, um Asanas zu üben. Das strukturiert deine Yoga-Praxis und hilft dir dabei, dich zu konzentrieren.

## *Eine einfache Yoga-Sequenz*

Das ist eine einfache, universell einsetzbare Yoga-Sequenz, die du für deine tägliche Praxis verwenden kannst:

1. Beginne in einer sitzenden Meditationshaltung wie *Sukasana*. Nimm dir etwas Zeit, um dich durch Achtsamkeitsmeditation oder rhythmisches Atmen (wird im Kapitel über die Atmung beschrieben) zu zentrieren.

2. Steh auf, lehn dich nach vorne und bewege dich in den herabschauenden Hund.

3. Führe als nächstes die *Surya Namaskara* Serie mehrmals durch – mindestens drei Mal. Du kannst sie langsam oder schnell üben, so wie es dir lieber ist.

4. Gehe in *Ekapada Pranamasana,* die Gebetshaltung auf einem Bein, und halte sie auf jedem Bein für ein paar Minuten oder solange du das Gleichgewicht halten kannst.

5. Senke deinen Fuß zu Boden und bewege dich in *Trikonasana*, die Dreieckshaltung. Führe diese Haltung auf beiden Seiten durch.

6. Führe als nächstes *Uttitha Parsvakonasana*, den gestreckten seitlichen Winkel, auf beiden Seiten aus.

7. Kehre zu einer stehenden Position zurück und setz dich dann in *Dandasana*, der Stabhaltung, auf den Boden.

8. Lehne dich von der aufrechten Position nach vorne in *Paschimottanasana*, die sitzende Vorwärtsbeuge.

9. Kehre zu *Dandasana* zurück, ziehe deine Knöchel zu deinen Leisten und führe *Purna Titali Asana*, den Schmetterling aus. Wenn das zu schwierig ist, übe mit beiden Beinen den halben Schmetterling.

10. Setze dich wieder in *Dandasana*, spreize dann deine Beine und lehne dich nach vorne in *Upavistha Konasana*, die offene Winkelhaltung.

11. Kehre zu *Dandasana* zurück und gehe dann in *Naukasana*, die Boots-Haltung.

12. Lege dich mit dem Gesicht nach unten hin und führe *Sarpasana*, die Schlangen-Haltung aus.

13. Leg dich auf deinen Rücken, wölbe deinen Rücken nach oben und bewege dich in *Setu Asana*, die Brücken-Haltung.

14. Leg dich wieder in Rückenlage und nimm die Umkehrhaltung, *Viparita Karani Asana*, ein.

15. Nimm wieder die liegende Position ein. Führe dann *Jathari Parivartaranasana*, die liegende Drehung aus.

16. Leg dich zum Schluss in *Shavasana*, der Totenstellung, auf den Rücken. Lass deinen Geist und Körper so lange entspannen, wie du möchtest. Vielleicht stellst du fest, dass sich dein Verstand in einem natürlichen meditativen Zustand befindet. Das liegt daran, dass *Prana*, die subtile Energie, durch das Lösen von muskulären Spannungen und das Dehnen der verschiedenen Körperteile dazu angeregt wird, sich durch dein System zu bewegen. Dadurch wird das ausgeglichene, meditative Bewusstsein unterstützt.

Du musst diese Sequenz nicht genau befolgen, aber sie vermittelt einen Eindruck davon, wie eine Yoga-Sequenz strukturiert wird.

Sie beginnt mit Meditation und *Surya Namaskara*. Dann folgt eine Reihe von Stehhaltungen. Als nächstes werden Sitzhaltungen eingenommen. Abschließend werden eine Reihe von Liegehaltungen durchgeführt, oder Haltungen die in einer liegenden Ausgangsposition beginnen. Die Sequenz endet mit der Totenstellung.

Das ist der strukturelle Aufbau – stehen, sitzen, liegen. Du kannst Haltungen zu dieser Sequenz hinzufügen oder Haltungen weglassen, so wie es sich am besten für dich eignet. Wenn du beispielsweise mehr für deine Wirbelsäule tun möchtest, kannst du *Ardha Matsyendrasana* zu den anderen Sitzhaltungen hinzufügen – z.B. nach *Paschimottanasana*. Oder wenn du Upavistha Konasana zu anstrengend findest, kannst du sie gegen eine Haltung austauschen, die für deinen Körper angenehmer ist. Die Asanas, die am Anfang des Buches beschrieben werden, sind eine gute Sammlung von Haltungen für Anfänger und leicht Fortgeschrittene, auf die du zurückgreifen kannst.

* * *

Vielleicht möchtest du lieber eine Sequenz üben, die einem bestimmten Zweck dient. Die folgende Sequenz ist ein Beispiel dafür.

# Sequenzen für die Schultern und zum Stressabbau

Stress ist ein allgegenwärtiges Leiden der Moderne, das sich häufig körperlich äußert, vor allem in Form von Schmerzen und Spannungen in den Schultern und dem oberen Rücken. Ein steifer Nacken, steife Schultern oder eine schlechte Haltung mit hängenden Schultern sind sehr häufige Probleme. Es hilft nicht, dass viele von uns den ganzen Tag an einem Schreibtisch sitzen, über einen Bildschirm gebeugt sind und vor lauter klicken und tippen nicht dazu kommen, auf unsere Haltung zu achten. Diese Sequenz ist eine Art Korrektiv für alle diese Probleme und lindert Stress und Schulterschmerzen.

1. Beginne mit *Surya Namaskara*.

2. Stell dich hin und führe den herabschauenden Hund aus. Halte die Stellung für zwei Minuten.

3. Senke deinen Körper und halte ihn für zwei Minuten in *Phalakasana*, der Bretthaltung.

4. Gehe wieder in den herabschauenden Hund und dann wieder in die Bretthaltung.

5. Stell dich hin und gehe in *Tadasana,* die Palmenstellung.

6. Gehe in *Trikonasana* über.

7. Nimm eine sitzende Position ein und bewege dich in *Gomukhasana*, die Kuhgesichts-Haltung. Führe die Haltung auf beiden Seiten durch und dehne beide Arme gut.

8. Führe dann *Garudasana*, den Adler, auf die gleiche Weise aus.

9. Lehne dich nach vorne in *Paschimottanasana*, die sitzende Vorwärtsbeuge. Entspanne deine Rückenmuskeln, während du dich mit den Händen nach vorne ziehst.

10. Kehre zu einer aufrechten Position zurück und führe *Ardha Matsyendrasana,* den halben Drehsitz durch.

11. Lege dich auf deinen Rücken und bewege dich in die Brückenhaltung, *Setu Asana.*

12. Ruhe dich für einen Moment in *Shavasana* aus.

13. Hebe dann deine Beine und nimm die Umkehrhaltung, *Viparita Karani Asana*, ein.

14. Wenn möglich, bewege dich von der Umkehrhaltung in den Pflug, *Halasana*, indem du deine Beine über deinen Kopf nach unten bringst.

Kehre langsam, Wirbel für Wirbel, in eine liegende Position zurück und ruhe dich zum Abschluss in *Shavasana* aus. Lass deinen Körper und Geist völlig entspannen, atme tief und lass dich in einen tiefenentspannten Zustand fallen.

# Atmung

Yoga hat viele positive Wirkungen, aber du musst sie selbst erleben, um zu verstehen, wie Yoga dein Leben tiefgreifend verändern kann. Es wird deine Leistungsfähigkeit in vielen Bereichen steigern, einschließlich deines beruflichen und sozialen Lebens. Dein emotionales Wohlempfinden und deine Gesundheit werden zunehmen und du wirst ein Gefühl des inneren Friedens haben.

Eine Sache, die du bemerken wirst, wenn du länger Yoga praktizierst, ist, dass du diesen anderen Bereichen mehr Aufmerksamkeit schenken wirst. Yoga wirkt am besten, wenn es – als Bestandteil eines ganzheitlichen Wegs zu allgemeinem Wohlempfinden - mit anderen gesunden Praktiken zusammenwirken kann. Es wirkt synergistisch darauf hin, Körper und Geist zu einem kohärenten, funktionierenden Ganzen zusammenzubringen.

Der Neurowissenschaftler und Leistungs-Experte Alan Watkins geht in seinem Buch *Coherence: The Secret Science of Brilliant Leadership* ausführlich auf Kohärenz ein. Kohärenz bedeutet, dass die Funktionen des Körpers und des Geists rhythmisch und harmonisch arbeiten, anstatt chaotisch zwischen verschiedenen Zuständen zu fluktuieren.

Wenn deine Physiologie – zum Beispiel deine Herzfrequenz – chaotisch wird, wird die Aktivität deines Frontallappens heruntergefahren. Der Frontallappen ist zuständig für höheres Denken, Logik und das Treffen von Entscheidungen. Die Gehirnleistung des Frontallappens wird für alles benötigt, was Konzentration erfordert und für das Lösen von Problemen. Wenn wir die unvorhersehbaren Wendungen in unserem Leben und in unserem Beruf erfolgreich navigieren wollen, brauchen wir diese Gehirnleistung. Deshalb ist es so wichtig, die chaotischen Fluktuationen unseres Körpers und Geists auf ein Minimum zu reduzieren und die Kohärenz so stark wie möglich zu steigern.

Der Werkzeugkasten, mit dem unser Gehirn die vielen Probleme des Lebens löst, wurde für ziemlich einfache Situationen zusammengestellt, als unsere Vorfahren in der Savanne gelebt haben und sich hauptsächlich mit grundlegenden Bedürfnissen beschäftigt haben wie Essen, Unterschlupf und das Meiden von gefährlichen Raubtieren. Daher sind wir in vieler Hinsicht schlecht dafür ausgerüstet, um die die Herausforderungen des Lebens zu meistern. Glücklicherweise gibt es ein paar Leistungs-Tricks, die wir anwenden können um unser knirschendes, steinzeitliches System an die Anforderungen des modernen Lebens anzupassen. Es ist erstaunlich, wie effektiv man wird, wenn Körper und Geist optimal zusammenarbeiten.

Eine der besten Methoden, um Kohärenz oder Stabilität zwischen Körper und Geist zu etablieren, ist das Arbeiten mit dem Atem. Laut Watkins hat unser Atem zwölf Aspekte und wir können lernen, diese zu kontrollieren. Aber er glaubt, dass nur die ersten drei für die Verbesserung der Kohärenz wesentlich sind. Ich erwähne dennoch alle zwölf Aspekte, da manche von ihnen für *Pranayama*, den Yoga-Zweig, der sich mit der Atemkontrolle beschäftigt, wichtig sind.

- Rhythmus – ein festes Verhältnis von Ein- und Ausatmen
- Gleichmäßigkeit – die Gleichmäßigkeit des Atems
- Ort der Aufmerksamkeit – auf welchen Teil deines Körpers richtest du deine Aufmerksamkeit, wenn du versuchst, deinen Atem zu kontrollieren?

- Geschwindigkeit
- Muster – ein spezifisches Verhältnis von Ein- und Ausatmen
- Volumen – Luft, die du mit einem Atemzug aufnimmst
- Tiefe – wie tief tritt die Luft in deine Lungen ein
- Einschwingen– Synchronisierung von körperlichen Systemen, hauptsächlich unbewusst
- Widerstand – jede Behinderung oder Einengung des Luftstroms, z.B. durch Verengen der Nasenlöcher.
- Mechanik – die Verwendung von Muskeln wie dem Zwerchfell
- Flussmuster – der Luft durch den Körper
- Besondere Techniken – wie Meditationstechniken

Der Gedanke hinter dem rhythmischen Atmen ist, mit den ersten drei Aspekten zu arbeiten. Du zählst beim Einatmen bis vier, beim Ausatmen bis sechs und dann hältst du deinen Atem an und zählst währenddessen bis zwei. Oder du kannst das Verhältnis 5:5 oder 3:6 oder jede andere Variante, die für dich angenehm ist wählen. Für diese Übung ist ein konsistenter Rhythmus wichtiger als eine genaue Zahl. Es ist der Rhythmus, der die die Rhythmen deines Körpers in Kohärenz bringt. Dadurch werden wiederum deine Gefühle, Emotionen und Gedanken stabilisiert.

Sorge beim Atmen dafür, dass deine Atemzüge von Anfang bis Ende *gleichmäßig* sind. Rauhe, abgehackte und ungleichmäßige Atemzüge erhöhen die Varianz und mindern die Kohärenz. Das ist der zweite Aspekt dieser Übung.

Schließlich solltest du deine Aufmerksamkeit auf die Mitte deines Brustkorbs richten, nahe des Herzens oder des Herzchakras. Das bringt dein Bewusstsein tiefer in deinen Körper und du wirst dich zentrierter fühlen. Da dieser Bereich mit positiven Emotionen verknüpft ist, wird dadurch auch das allgemeine psychische Wohlbefinden gefördert. Spüre das Heben und Senken deines Brustkorbs und konzentriere dich auch das Gefühl, wie sich der Atem durch diesen zentralen Bereich bewegt.

Diese Art des Atmens ist auch eine gute Übung für das Durchführen der Yoga-Asanas. Wenn du Asanas übst sollte dein Atem rhythmisch und gleichmäßig sein und du solltest dein Bewusstsein auf verschiedene Bereiche deines Körpers richten.

## Pranayama

Wie bereits erwähnt, hat die Yoga-Tradition ihre eigenen Praktiken, um mit dem Atem zu arbeiten. Diese gehören zur Wissenschaft des *Pranayama*. Ich gehe in meinen Büchern über die Chakren und Kundalini ausführlicher auf dieses Thema ein. Hier gebe ich nur eine grundlegende Einführung, damit du in dieses Thema hineinschnuppern kannst.

Laut *Pranayama* ist der Atem mit *Prana* verbunden, der subtilen Energie, die den Körper und die Welt belebt. Oder du kannst dir, wenn dir das lieber ist, Prana als eine Energie vorstellen, die durch dein subjektives Erleben deines Körpers und der Welt läuft. Eigentlich spielt das keine Rolle. Der springende Punkt ist, dass die Praktiken, die mit *Prana* arbeiten, deinen Körper und Geist stark weiterentwickeln können.

In deinem eigenen subtilen Körper läuft Prana durch ein System von Energiekanälen. Es gibt viele solcher Kanäle, aber die drei wichtigsten verlaufen von deinem Wurzelchakra in der

Nähe des Anus zum Kronenchakra deines Kopfs:

- **Ida** befindet sich auf der linken Körperseite und hat eine feminine, passive Qualität.

- **Pingala** befindet sich auf der rechten Körperseite und hat eine maskuline und aktive Qualität.

- **Sushumna** läuft durch die Mitte und ist weder maskulin noch feminin, weder passiv noch aktiv – seine Energie ist nicht dual.

Das oberste Ziel von Pranayama ist es, zu bewirken, dass die subtilen Energien in den zentralen *Sushumna*-Kanal eintreten und zur Krone des Kopfs aufsteigen. Aber eine Warnung: Das kann ohne Vorbereitung und ohne die Anleitung eines qualifizierten, spirituellen Führers sehr gefährlich sein

Der subtile Körper ist wie eine Karte aller Aspekte und Ebenen unseres Seins. Als Menschen sind wir zwar Tiere, aber wir sind gleichzeitig mehr als unsere Biologie. Wir haben die Fähigkeit, große intellektuelle und spirituelle Höhen zu erreichen. Unsere Chakren sind daher von der untersten Ebene, die mit den einfachsten biologischen Funktionen in Zusammenhang steht, bis zum Kronenchakra angeordnet, der Ebene der höchsten spirituellen Vervollkommnung und des Wissens über das absolute Bewusstsein.

Niemand von uns ist nur ein körperliches oder nur ein spirituelles Wesen. Die Lektion der indischen Spiritualität ist, dass wir sowohl in der materiellen, biologischen Ebene des Lebens verwurzelt sind als auch auf einer höheren göttlichen Ebene. Es gibt kein Entkommen. Wenn wir versuchen aufzusteigen, weg von unserem irdischen Leben, wie Ikarus, dann stürzen wir wieder zur Erde.

Gleichzeitig macht Erdverbundenheit nicht die Gesamtheit unseres Wesens aus. Wir bestehen sogar zu einem größeren Anteil aus Himmel. Die moderne Physik lehrt uns, dass die Atome unseres Körpers weit ausgebreitet sind, obwohl unsere Körper fest erscheinen. In unserem Inneren ist es sehr geräumig. Wir bestehen zu 99,9999999999996 % aus leerem Raum.

Himmel und Erde kommen also in einem Wesen - dem Menschen - zusammen. Yoga entwickelt den körperlichen Aspekt unseres Wesens, als Grundlage, um mit dem spirituellen Aspekt zu arbeiten. Wenn wir uns auf einen Aspekt konzentrieren und den anderen vernachlässigen, sind wir wie ein Vogel, der versucht mit nur einem Flügel zu fliegen.

*Sushumna* ist wie eine kosmische Achse, die Erde und Himmel verbindet. Sie ermöglicht die Kommunikation zwischen Materie und Geist. Aber bevor das passieren kann, müssen wir unseren Körper entwickeln, damit er nicht von der rohen Kraft unseres innersten, spirituellen Wesens weggefegt wird.

## Nadi shodhana / Wechselseitige Nasenatmung

Wie *Ida* und *Pingala* nahelegen, lehrt uns Yoga, dass unser Wesen maskuline und feminine Züge hat. Das ist nicht irgendeine sexistische Ideologie: Jeder von uns trägt beides in sich und wir neigen dazu, einen Modus gegenüber dem anderen zu bevorzugen. Diese stehen auch in Zusammenhang mit der linken und der rechten Gehirnhälfte. Die linke Gehirnhälfte kontrolliert die rechte Körperseite, diese ist die Domäne *Pingalas*, des Maskulinen. Die rechte Gehirnhälfte kontrolliert die linke Körperseite, die *Ida*, den linken oder weiblichen Kanal, enthält.

Männer bevorzugen eher die maskuline Energie – aber *nicht alle Männer*. Gleichzeitig bevorzugen viele Frauen *eher* die feminine Energie, aber natürlich sind viele Frauen außergewöhnlich. Und keine Frau verlässt sich *immer* auf die feminine Energie. Wir sind komplexe Wesen mit vielen Facetten.

Wenn man sich zu stark auf eine der beiden Energien verlässt, kann das problematisch sein. Zu viel maskuline Energie kann dazu führen, dass du übermäßig aggressiv wirst, alles überanalysierst und dass deine linke Gehirnhälfte dominiert. Es gibt da ein passendes Sprichwort: Wenn du nur einen Hammer hast, ist jedes Problem ein Nagel. Du versuchst deinen Weg durchs Leben mit dem Bulldozer frei zu räumen – ein grober und primitiver Ansatz.

Zu viel feminine Energie kann dazu führen, dass du unterwürfig, passiv und emotional wirst und dass deine rechte Gehirnhälfte dominiert. Damit machst du es anderen sehr leicht, dich auszunutzen.

Yoga sucht immer nach einem Ausgleich zwischen entgegengesetzten Kräften. Deshalb werden alle Asanas gleich lang auf der linken und rechten Seite des Körpers ausgeführt. Es ist eine Tatsache, dass uns sowohl maskuline als auch feminine Energie zu Verfügung stehen, warum machen wir also nicht das Beste, aus dem was wir haben? Auf diese Weise haben wir Gleichgewicht in unserem Leben und finden immer einen geeigneten Weg, um die Dinge anzugehen. Das ist so viel besser, als immer in Schieflage zu sein.

*Nadi shodhana*, die wechselseitige Nasenatmung, gleicht den maskulinen und femininen Aspekt unseres Wesens aus, indem Sie den Pfad kontrolliert, auf dem *Prana* durch *Ida* und *Pingala* fließt. Bei dieser Praktik widmest du *Ida* und *Pingala* gleich viel Zeit und findest die goldene Mitte.

1. Wähle für diese Praktik eine sitzende Meditationshaltung wie den Lotussitz oder die vollkommene Sitzhaltung. Der Lotussitz ist am besten geeignet, aufgrund der Art, wie die Füße gegen die subtilen Kanäle in den Beinen drücken. Aber wähle die Haltung, die für dich am angenehmsten ist. Streng dich nicht an!

2. Entspanne dich für ein paar Minuten und atme rhythmisch, wie oben beschrieben. Dadurch werden deine physiologischen Rhythmen in Kohärenz gebracht und es beruhigt den Verstand.

3. Leg deine linke Hand auf dein Knie und drücke den rechten Zeige- und Mittelfinger zwischen deine Augenbrauen an dein Stirnchakra. Dadurch werden Erkenntnis und Bewusstsein angeregt.

4. Atme vollständig aus. Drücke dann deinen rechten Daumen gegen die rechte Seite deiner Nase. Atme für fünf Sekunden durch das linke Nasenloch ein.

   (Du kannst diese Zahl ändern, so wie es für dich angenehm ist, aber bleib während der ganzen Übung dabei!)

5. Öffne dein rechtes Nasenloch und schließe dann dein linkes Nasenloch, indem du deinen Ringfinger und kleinen Finger gegen die Seite deiner Nase drückst. Atme wieder für fünf Sekunden durch das rechte Nasenloch aus.

   (Wenn du eine andere Zeitdauer bevorzugst, achte darauf, dass du gleich lang ein- und ausatmest.)

6. Atme wieder wie zuvor durch das rechte Nasenloch ein. Mach davon zehn Wiederholungen.

7. Führe die wechselseitige Nasenatmung erneut aus. Atme dieses Mal durch dein rechtes Nasenloch ein und atme durch dein linkes Nasenloch aus. Genau wie zuvor, nur mit dem anderen Nasenloch. Mach zehn Wiederholungen.

Lass deinen Verstand deinem Atem folgen, während du ein- und ausatmest. Lass dein Bewusstsein mit dem Atem verschmelzen und werde eins mit ihm. Du kannst diesen Zyklus so oft durchführen, wie du möchtest. Es ist sehr vorteilhaft, diese Übung am frühen Morgen oder Abend durchzuführen. Du kannst sie auch immer machen, wenn du dich gestresst oder überwältigt fühlst und deine Mitte wiederfinden musst. Die Übung sorgt sofort für Balance, indem die Energien zwischen den maskulinen und femininen Polaritäten deines Körpers und Geists ausgeglichen werden.

Danach möchtest du vielleicht für eine beliebige Zeitdauer in stiller Meditation sitzen. *Nadi Shodhana* ist ein hervorragender Weg, um den Verstand zu beruhigen und auf weniger komplexe Formen der Meditation vorzubereiten. Du wirst vielleicht feststellen, dass sie dir ermöglicht, tiefer in entspannte, aber aufmerksame Konzentration einzutauchen.

## Jala Neti / Nasenspülung

Inzwischen hast du wahrscheinlich schon gemerkt, dass die Atmung im Yoga sehr wichtig ist, vor allem Atmung, die mit der Nase und den Nasenlöchern verbunden ist. Daher ist es wichtig die Nasengänge sauber zu halten. Durch Erkrankungen, Allergien, Luftverschmutzung usw. kann es zu Schleimbildung kommen

Jala Neti reinigt und lässt die Luft leicht durch die Nase fließen. Diese Praktik wirkt anfangs vielleicht etwas merkwürdig, aber ich garantiere dir, dass du dich danach 100% besser fühlst. Lass dich also nicht abschrecken. Insbesondere wenn du Atembeschwerden hast oder an einer verstopften Nase leidest, kannst du durch Jala Neti den ganzen Schleim und Dreck aus deinen Nasengängen spülen. Dadurch wird das Praktizieren von Yoga und Pranayama viel angenehmer.

Bei Jala Neti gießt du eine Salzlösung so in eines deiner Nasenlöcher, dass sie durch das andere Nasenloch wieder hinausfließt und Schleim, Staub und toxische Partikel herausgespült werden. Das klingt schrecklich, ist es aber nicht. Es ist wirklich angenehm und es ist wahrscheinlich die effektivste Behandlung für eine, wegen einer Erkältung oder Allergien, verstopfte Nase und für Nebenhöhlenentzündungen. Probiere es aus. Es handelt sich um eines der sechs *Shatkarmas* oder Reinigungsrituale und es ist – ob du das glaubst oder nicht – das am wenigsten merkwürdige.

## Anleitung

Um *Jala Neti* durchzuführen, brauchst du ein spezielles Kännchen, das sogenannte Netikännchen. Es ist oben offen und hat einen langen Ausgießer mit einer Öffnung, die bequem in dein Nasenloch passt. Kännchen für 500 ml Wasser sind am besten. Du kannst ein Netikännchen einfach online bestellen. Vielleicht wirst du auch in deiner Drogerie oder Apotheke fündig.

Mische warmes Wasser, ungefähr mit Körpertemperatur, und Salz. Verwende kein jodiertes Salz oder Salz mit Zusätzen wie Rieselhilfen. Reines Meersalz oder koscheres Salz sind gut geeignet.
Verwende einen Teelöffel Salz für 500 ml Wasser. Rühr gut um, damit sich das Salz vollständig auflöst.

Gieße dann eine kleine Menge Wasser aus der Ausgussöffnung. Dadurch wird Wasser aus dem Ausgießer entfernt, das nicht die richtige Salzkonzentration hat.

Lehne dich über ein Waschbecken und halte deinen Kopf leicht schräg. Setze die Aufgussöffnung in deinem linken

Nasenloch an, bis Wasser aus deinem rechten Nasenloch läuft. Gieße, bis der Behälter leer ist. Atme während der Anwendung durch den Mund.

Das Wasser sollte gerade aus deinem Nasenloch fließen und nicht an deinem Kinn herunterlaufen. Wenn nötig, pass deine Haltung an.

Wenn das Kännchen leer ist, schnäuze dich vorsichtig über dem Waschbecken um Schleim oder überschüssiges Wasser, das noch in der Nase ist, zu entfernen. Fülle das Kännchen wieder auf und wiederhole die Spülung auf der anderen Seite.

Danach kannst du dich in der Badewanne oder der Dusche mit den Händen auf den Knien nach vorne lehnen. Bewege deinen Kopf von links nach rechts und lass überschüssiges Wasser aus deinen Augen laufen. Atme kräftig durch deine Nase, um sie zu trocknen.

Bei einer fortgeschrittenen Technik wird die Lösung durch das Nasenloch hochgezogen und aus dem Mund ausgespuckt. Aber ich würde dir empfehlen, die fortgeschrittene Variante nur auszuprobieren, wenn du die erste Technik beherrschst.

**Nutzen:** *Jala Neti* ist offensichtlich nützlich, um eine verstopfte Nase frei zu bekommen. Aber es werden auch Blockaden, die den Luftfluss im linken oder rechten Nasenloch behindern, entfernt. Das macht das Praktizieren von *Pranayama* einfacher. Außerdem wird ein Gleichgewicht von *Prana* im linken und rechten Kanal hergestellt. Dadurch wird sowohl die Aktivität der beiden Gehirnhälften als auch die Energie im Körper ausgeglichen. Es stärkt deinen Verstand, deine Stimmung wird beruhigt und Stress gelindert.

# Anleitung zum Meditieren

Nachdem wir uns die verschiedenen Meditationshaltungen angeschaut haben, sollten wir uns jetzt damit beschäftigen, wie man eigentlich meditiert. Meditation ist zurzeit sehr in Mode und es gibt viele wissenschaftliche Studien, die die vielen positiven Wirkungen von Meditation bestätigen. Meditation wird nicht nur in Therapien eingesetzt, sondern auch in Büros und zu Hause, um die Lebensqualität der Leute zu steigern.

Es ist nachgewiesen, dass Meditation Stress abbaut, die Konzentration und die kognitive Leistung steigert, Unruhe und Depressionen mindert und die Stimmung hebt. Die gute Nachricht ist, das Meditieren auch ganz einfach ist. Wenn du Zweifel oder Bedenken hast, ob du dir eine Meditationspraxis aneignen kannst, mach dir keine Gedanken. Probiere es einfach für fünf Minuten aus.

Setze dich in eine der oben beschriebenen Meditationsstellungen, mit geradem Rücken aber in entspannter Haltung. Du wirst wahrscheinlich merken, dass es schonender für den Rücken ist und du länger stillsitzen kannst, wenn du dich auf ein Kissen setzt.

Du kannst die Augen offenhalten oder schließen. Das liegt ganz bei dir. Wenn du deine Augen offenhältst, richte deinen Blick ein Stück nach vorne und unten und lass ihn auf einem Punkt im Raum oder auf dem Fußboden ruhen. Egal wofür du dich entscheidest, entspann deine Augen, ohne sie anzustrengen oder etwas stark zu fokussieren.

Nimm dir einen Moment, um die Masse und das Gewicht deines Körpers zu spüren, wenn du dich hingesetzt hast.

Fühle, wie dein Körper auf den Boden oder das Kissen drückt und spüre das Gewicht deiner Füße oder Knie auf dem Boden. Verschaff dir einen Eindruck vom Gewicht deines Körpers, dort wo er den Boden berührt.

Nimm dann ein paar tiefe, schwere Atemzüge, als ob du seufzen würdest. Das hilft dabei, Spannungen in deinem Körper zu lösen. Scanne die verschiedenen Bereiche deines Körpers aufmerksam und beobachte, ob du irgendwo Schmerzen hast oder angespannt bist oder ob sich etwas gut anfühlt. Du brauchst nichts gegen die Spannung unternehmen oder versuchen, sie zu ändern. Nimm sie einfach wahr und stelle fest, dass sie vorhanden ist.

Richte deine Aufmerksamkeit jetzt auf deine Atmung, auf die Bewegungen des Ein- und Ausatmens. Versuche deinen Atem richtig zu spüren – die kühle Luft in deinen Nasenlöchern beim Einatmen, das Gefühl, wenn sich deine Lunge weiten und sich das Zwerchfell öffnet. Fühle die warme Luft in deiner Nase beim Ausatmen und das Zusammenfallen der Brust, wenn der Atem deinen Körper verlässt.

Konzentriere dich nicht angespannt auf deinen Atem, sondern lass deinen Verstand auf seinem Objekt ruhen. Der Verstand sollte mit dem Atem verschmelzen und sich mit ihm – auf entspannte Weise – identifizieren.

Anfangs hilft es, die Atemzüge zu zählen. Zähle jeden Atemzug, *eins, zwei, drei* usw. bis du *zehn* erreichst. Beginne dann wieder bei eins. Wenn dein Verstand abschweift oder du von Gedanken und Gefühlen abgelenkt wirst, denk dir nichts dabei, sondern richte deine Aufmerksamkeit einfach wieder auf deinen Atem und beginne wieder bei eins mit dem Zählen. Das ist alles! Setz dich für fünf bis zehn Minuten so hin und achte auf deinen Atem. Wenn du merkst, dass du immer wieder auf die Uhr schaust, verwende eine Smartphone-App, bei der ein Glockenton erklingt, wenn deine Sitzung vorbei ist. Dann musst du nicht auf die tickende Uhr achten.

Regelmäßiges, tägliches meditieren bewirkt Wunder beim Abbau von Stress, hebt deine Laune und lässt dich das Leben glücklicher und vollständiger erleben. Eine kurze, fünfminütige Meditationseinheit am Morgen stimmt dich richtig auf den Rest des Tages ein. In Kombination mit den anderen Yoga-Haltungen, die in diesem Buch beschrieben wurden, ist Meditation ein wirkungsvolles Mittel um dein allgemeines Wohlempfinden und deine Lebensqualität zu steigern.

# Die positiven Wirkungen von Yoga

Im Lauf der letzten zehn Jahre wurde in vielen wissenschaftlichen Arbeiten erforscht, welche positiven Wirkungen Yoga auf den menschlichen Geist und Körper hat. Das National Institute of Health hat mehrere Millionen Dollar in die Erforschung von Yoga investiert und heute scheint es so, als ob jeden Tag neue Studien veröffentlicht werden, die neue Vorteile von Yoga aufzeigen.

Inzwischen wurden tausende von begutachteten Studien über die positiven Wirkungen von Yoga durchgeführt und es ist wahr, dass Yoga so viele Vorteile hat, dass ich sie unmöglich alle in diesem Buch aufzählen kann. Daher nenne ich hier nur ein paar der bemerkenswerten Vorteile, die man genießt, wenn man eine konsistente Yoga-Praxis entwickelt.

- Verbessert die Beweglichkeit
- Stärkt die Muskulatur
- Reduziert das Risiko für Herzerkrankungen und Schlaganfälle
- Lindert Asthma
- Verbessert das Gedächtnis
- Lindert Schlaflosigkeit
- Verringert Schmerzen wirksamer als Medikamente
- Optimiert die Haltung
- Senkt den Blutzuckerspiegel
- Beugt Knorpel- und Gelenkschäden vor
- Schützt die Wirbelsäule
- Hift bei der Gewichtsreduktion
- Verlangsamt den Alterungsprozess
- Hilft dabei, Suchterkrankungen zu überwinden
- Hilft dabei, Depressionen zu besiegen

- Erhöht das Energieniveau
- Verbessert die Ausdauer
- Erhöht die Fruchtbarkeit
- Mildert Schmerzen, die infolge von Arthritis, Fibromyalgie und anderen chronischen Leiden auftreten.
- Regt die Funktion des Immunsystems an
- Erhöht die Durchblutung
- Baut Stress und Unruhe ab
- Verbessert Beziehungen
- Verbessert sportliche Leistungen
- Senkt den Blutdruck wirksamer als Medikamente
- Reguliert die Adrenalinausschüttung
- Verbessert die Konzentration
- Fördert die Entwicklung mentaler Stärke
- Fördert die Kreativität
- Hilft dabei, tiefer zu schlafen
- Löst muskuläre Verspannungen
- Verbessert das Gleichgewicht
- Vermittelt Glück und Lebensfreude
- Verbessert die Eigenwahrnehmung
- Fördert inneren Frieden, Glück und Freude
- Entwickelt die Intuition
- Vermittelt Weisheit

# Yoga zur Gewohnheit machen

Yoga ist ein bisschen so, wie ins Fitnessstudio zu gehen. Wenn du regelmäßig trainierst, wirst du fit. Wenn du das Training schleifen lässt, wirst du rundlich. Um ein nachhaltiges Niveau von innerem Frieden, mentaler Klarheit und Glück zu erreichen, musst du Yoga regelmäßig üben.

Eine Studie, die 2010 vom University College London durchgeführt wurde, zeigt, dass es durchschnittlich 66 Tage dauert, um sich eine neue Gewohnheit anzueignen. Das heißt, du musst dich zwei Monate lange bemühen, bevor Yoga und Meditation zu einem automatischen Verhalten werden - etwas, was du tust, ohne darüber nachzudenken – eine Gewohnheit.

Wenn du Yoga zur Gewohnheit machen willst, musst du es für die nächsten 66 Tage ganz oben auf deine Prioritätenliste setzen. Yoga muss die wichtigste Aktivität deines Tags sein. Hier sind 9 Wege, um Yoga zur Gewohnheit zu machen:

## Finde deine Motivation

Es ist wichtig, dass du dir im Klaren darüber bist, warum du Yoga zur Gewohnheit machen willst. Gehe die Liste mit den positiven Wirkungen von Yoga durch und entscheide dich, aus welchem Grund genau du Yoga praktizieren willst. Wirst du davon motiviert, Stress abzubauen, Unruhe zu bekämpfen, erfolgreicher zu werden oder stärkere Beziehungen aufzubauen? Vergewissere dich, dass dich dein Grund wirklich motiviert. Wenn du deinen Grund gefunden hast, visualisiere deinen Erfolg. Stell dir vor, wie dein Leben aussehen wird, wenn du dein Ziel erreicht hast und nutze dieses Bild als Antrieb und Motivation, um dabeizubleiben und deinen Yoga-Weg zu gehen.

## Mach es verbindlich

Nimm dir einen Moment Zeit und lege dir gegenüber das Versprechen ab, dass du von nun an jeden Tag Yoga machen wirst. Setze dir das feste Ziel, dass du jeden Tag üben und nicht aufgeben wirst. Spüre, wie die Energie in deinem Körper nach oben steigt und besiegle das Versprechen mit deinem Herzen.

## Fange klein an

Es gibt keine „richtige" Zeitdauer für eine Yoga-Einheit. Wenn du ein Anfänger bist, versuche nicht, stundenlang Yoga zu üben – das ist eine Falle. Du bist noch nicht gut genug trainiert, um das durchzuhalten. Du kannst mit nur fünf Minuten Yoga täglich anfangen und schrittweise darauf aufbauen. Das wichtigste ist, dass du dich anfangs nicht überforderst – es ist besser, jeden Tag fünf Minuten Yoga zu üben als einmal fünf Stunden.

## Entscheide dich für eine fixe Zeit und einen Trigger

Wenn du versuchst, eine neue Gewohnheit zu entwickeln, ist es wichtig, einen Trigger zu haben, der dich daran erinnert, das neue Verhalten jeden Tag zur selben Zeit durchzuführen. Am einfachsten ist es, wenn du Yoga und Meditation zum Bestandteil deiner Morgen- oder Abendroutine machst. Es ist von zentraler Bedeutung, einen Trigger auszusuchen, der es einfach macht, das neue Verhalten an eine schon bestehende Gewohnheit zu koppeln. Du könntest dich zum Beispiel dafür entscheiden, jeden Tag direkt nach dem Zähneputzen, nach dem Aufstehen oder bevor du zu Bett gehst, zu meditieren.

## Zeichne deine Fortschritte auf

Verwende einen Kalender, um deine Fortschritte aufzuzeichnen und sie sichtbar zu machen. Schreibe es jedes Mal auf, wenn du deiner neuen Gewohnheit nachgehst. Das wird dich dazu inspirieren, dabeizubleiben, auch wenn es dir manchmal schwerfällt. Es wird dir dann plötzlich unangenehm, die Erfolgsserie zu brechen. Du kannst auch eine Gewohnheits-Tracker-App verwenden – die finde ich sehr nützlich.

## Leg Rechenschaft ab

Such dir eine/n Partner/in, die ebenfalls eine Yoga-Praxis etablieren will. Das wird deine Erfolgschancen deutlich verbessern. Wenn du jemanden hast, der dich zur Rechenschaft zieht, wird es dir schwerer fallen, eine Einheit zu verpassen.

## Teile deine Sitzungen auf

Ein einfacher Trick, um deine Meditations-Praxis angenehmer zu machen, ist es, deine Meditation in zwei kleinere Einheiten aufzuteilen. Dadurch wird es dir leichter fallen, die Gesamtdauer deiner Sitzungen zu verlängern. Anstatt einmal am Tag ganze 30 Minuten lang in Meditation zu sitzen, ist es viel einfacher, morgens und abends jeweils 15 Minuten lang zu meditieren.

## Belohne dich selbst

Verhalten das belohnt wird, wird wiederholt. Dein Gehirn verknüpft ständig Mühe und Vergnügen mit allem, was du tust. Wenn du möchtest, dass Yoga und Meditation zu dauerhaften Gewohnheiten werden, überliste dein Gehirn, indem du dich jedes Mal direkt danach belohnst, wenn du eine Yoga-Einheit oder Meditation abgeschlossen hast. Das könnte etwas so Einfaches sein, wie dir selbst auf den Rücken zu klopfen und zu sagen: „Gut gemacht, du hast heute Fortschritte gemacht!".

Denk daran, konstantes Üben ist der einzige Weg, um Yoga zur Gewohnheit zu machen. Indem du jeden Tag übst, schaffst du neue neuronale Wege, die das Verhalten automatisieren. Dann brauchst du bald keine Willenskraft mehr, um deine Matte auszurollen und Yoga zu üben. Wenn du Yoga zu einer dauerhaften Gewohnheit machst, wird Yoga jeden Aspekt deines Lebens transformieren.

# Schlusswort

Vielen Dank für den Kauf dieses Buches!

Ich hoffe, es hat dir dabei geholfen, zu verstehen, wie das Praktizieren von Yoga Frieden, Glück und Freude in deine Leben bringen kann. Der nächste Schritt ist, das anzuwenden, was du gelernt hast und eine dauerhafte Yoga-Praxis zu entwickeln. Das kann ein schwieriger Prozess sein, aber ich versichere dir, dass es sich auf jeden Fall auszahlt – Du wirst ein glücklicheres, friedlicheres und harmonischeres Leben, frei von Stress, Unruhe und Depressionen genießen.

Ich wünsche dir viel Erfolg auf deinem Yoga-Weg und hoffe, dass du bald die wunderbaren Wirkungen spürst, die Yoga zu bieten hat.

Zuletzt möchte ich dich, wenn dir das Buch gefallen hat, um einen Gefallen bieten. Wärst du so nett, deine Gedanken zu teilen und eine Rezension zu diesem Buch auf Amazon zu veröffentlichen? Du kannst mir auch gerne mitteilen, was in zukünftige Auflagen dieses Buches aufgenommen werden sollte.

Deine Stimme ist wichtig, damit dieses Buch so viele Leute wie möglich erreicht. Je mehr Rezensionen dieses Buch bekommt, desto mehr Leute finden es und können die unglaublichen Vorteile von Yoga genießen.

Noch einmal vielen Dank dafür, dass du dieses Buch heruntergeladen hast und viel Erfolg auf deinem Yoga-Weg!

www.ingramcontent.com/pod-product-compliance
Lightning Source LLC
Chambersburg PA
CBHW071408280526
45787CB00001B/489